몸은 하나의 디자인이다.

디자인은 건강이라는 기능과 아름다움이라는 형식이 모두 충족되어야 한다.

아름다운 몸은 최고의 의상이며, 건강은 언제나 아름다운 것이다.

– 최 정 열

머리부터 발끝까지

토탈뷰티

■ **(주)고려원북스**는 우리들의 가슴속에 영원히 남을 지혜가 넘치는 좋은 책을 만들겠습니다.

머리부터 발끝까지

토탈뷰티

초판 1쇄 | 2005년 11월 21일

지은이 | 김은주, 이창래, 이경숙, 최정열, 윤수연, 이윤우
펴낸이 | 박건수
펴낸곳 | (주)고려원북스
편집장 | 설웅도
기 획 | Bookcare

판매처 | (주)북스컴, Bookscom., Inc.

출판등록 | 2004년 5월 6일(제16-3336호)
주소 | 서울 광진구 능동 221-5
전화번호 | 02-3436-0436
팩스번호 | 02-3436-0435
e-mail | koreaonebooks@bookscom.co.kr
홈페이지 | http://www.bookscom.co.kr

값 15,000원

ISBN 89-91264-49-2
저자와의 협의에 의하여 인지는 붙이지 않습니다.
잘못 만들어진 책은 구입처나 본사에서 교환해 드립니다.

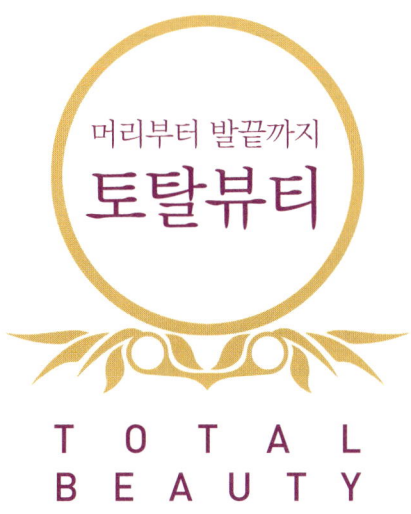

머리부터 발끝까지
토탈뷰티

TOTAL
BEAUTY

(주)고려원북스

차례

Image-Making
TOTAL BEAUTY 1

매력적인 나를 만든다,
이미지메이킹

Hair
TOTAL BEAUTY 2

찰랑거리는 머릿결의 유혹

Face

TOTAL BEAUTY 3

피부미인이
진짜 미인이다

Body

TOTAL BEAUTY 4

아름다운 바디라인
만들기

Hand & Nail

TOTAL BEAUTY 5

손톱 끝까지 예뻐진다

Foot

TOTAL BEAUTY 6

미인은 발로 완성된다

인사말

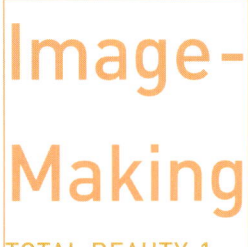

21세기는 이미지의 시대입니다. 자신의 내적인 이미지와 외적인 이미지를 멋지게 연출하는 사람들은 다양한 분야에서 그들이 원하는 성공을 하고, 그들의 고객으로부터 사랑을 받고 있습니다. 자신의 이미지는 남들이 인식하도록 그냥 내버려두어서는 안 됩니다. 스스로가 의도하고 계획한 이미지를 가꾸기 위해 끊임없이 노력하고 새로운 모습을 창조하는 것이 우리가 살아 있는 동안에 해야 할 일들입니다.

긍정적이고 강력한 이미지를 지닌다면 우리는 원하는 것을 얻을 수 있습니다. 지금 여러분의 이미지는 바로 여러분의 미래를 보여줄 것입니다.

이미지파워 / 김은주 소장

추천의 글 | 지금은 인간자본의 시대라고 합니다. 인간자본은 지식자본과 감성자본 그리고 관계가치 자본으로 나눌 수 있는데 관계가치 자본의 핵심요소가 바로 개인 이미지입니다. 이미지란 단순히 꾸며진 모습을 연출하는 것이 아니라 심성과 교양, 인격 그리고 사회적 성공까지 담아내는 고도의 자기완성을 의미하는 것입니다.

여기 각계의 전문가들이 제시하는 자기완성을 위한 조언이 나만의 고유한 이미지를 다듬어낼 수 있는 좋은 안내서가 될 것으로 기대합니다.

경기대교수, 경제평론가 / 엄길청

H a i r

TOTAL BEAUTY 2

타고난 외모는 특별한 경우를 제외하고는 일생 동안 변화를 주기 어렵습니다. 하지만 헤어스타일은 주기적인 변화를 통해 개성연출과 자기표현 방식으로서의 역할을 충실히 해왔습니다. 모발은 자연치유 능력이 없어서 한 번 손상을 입으면 장기간 많은 투자를 해야 회복되기 때문에 건강한 상태일 때 관리를 해야 합니다. 화려한 의상은 완벽한 몸매에서 더욱 그 빛을 발하듯이 아름다운 헤어스타일 또한 건강한 모발에서부터 시작됩니다. 작은 관심과 실천만으로도 모발과 두피를 건강하게 유지하고 가꾸어서 멋진 스타일을 연출할 수 있습니다. 이것만은 꼭 실천했으면 하는 필수 정보와 전문가의 노하우를 전합니다. 올바른 방법을 알고 실천하면 누구나 아름다워질 수 있습니다.

이철헤어커커 / 이창래 부원장

추천의 글 | 《토탈뷰티》는 여성들이 추구하는 아름다운 외모를 만들기 위해 정확한 정보를 알려주므로 시행착오를 거치지 않고 아름다움을 추구할 수 있을 것입니다. 이 책의 제목에서 알 수 있듯이 아름다움이란 한 가지만 중요시해서는 안 되고, 모든 부분에서 서로 조화롭게 이루어진다고 볼 수 있습니다.

이 책은 각 분야에서 활동하는 전문가들에 의해 집필되었기 때문에 지금까지 볼 수 없었던 여성들의 필수 생활 지침서의 역할을 할 수 있을 것입니다.

영화배우 / 김승우

Face

TOTAL BEAUTY 3

아름답고 건강한 피부를 갖기 위해서는 우리가 매일 얼굴에 바르는 화장품의 역할이 아주 중요합니다. 그러나 화장품 매장에 있는 수많은 화장품이 전부 내 피부에 맞을 수는 없습니다. 올바른 선택을 위해서는 먼저 내 피부타입은 물론 화장품에 대해서도 알아야 합니다. 물론 가장 좋은 것은 부모님께 건강한 피부를 물려받아 아무 화장품을 써도 트러블이 발생하지 않는 것이겠지만, 현대인들 중에 그런 피부를 가진 사람이 몇 명이나 될까요? 결국 본인의 노력 여하에 따라 피부나이의 10년이 좌우될 수 있는 것입니다. 좋은 피부를 가진 사람은 그것을 유지하기 위해, 그렇지 못한 사람은 더 나은 피부를 위해 시간과 돈을 투자해야 합니다. 모든 투자는 모르고 하는 것보다 알고 하는 것이 훨씬 효율적이며 좋은 결과를 얻을 수 있습니다. 이 책에서 그 방법을 알려드리고자 합니다.

이지은 레드클럽 / 이경숙 교육실장

추천의 글 | 미인이 되려면 무엇보다도 부지런해야 합니다. 거리를 지나다가 피부가 깨끗한 여성을 보면, 그 여성이 깨끗한 피부를 유지하기 위해서 가꾸고 다듬은 시간과 노력이 한눈에 보입니다. 하지만 애석하게도 현대 여성들은 과도한 화장, 잦은 야근이나 술자리, 스트레스 등으로 피부가 망가지기 쉬운 환경에 노출되어 있습니다. 부디 이 책을 통해서 더 깨끗한 피부를 되찾길 바랍니다. 하루일과를 마치고 잠들기 전 10분 정도만 피부에 투자해보세요. 하루하루 예뻐지는 자신의 모습을 발견할 수 있을 것입니다.

동부산대학 피부미용과 학과장 / 김유미

Body

TOTAL BEAUTY 4

사랑이란 느끼고 알아차리고 그리고 부족한 것을 주는 행위입니다. 우리는 이웃과 연인을 사랑하면서도 정작 자신의 몸을 사랑하지 못하는 경우가 많습니다. 자신의 몸을 느끼고 무엇이 부족한지 알아차려서 몸이 필요로 하는 휴식과 운동을 해주어야 하는데 그렇게 하지 못하는 것이 우리들의 모습입니다. 그런데 몸은 우리의 존재를 규정합니다. 몸의 한계는 내가 펼쳐갈 세계의 한계입니다. 건강은 성장을 위한 기회를 주며, 아름다움은 자신의 가치를 높여줍니다. 건강 없는 삶은 맹목적이며, 아름다움이 없는 삶은 공허합니다. 요가는 낡은 새소식입니다. 오래되었으므로 낡았지만 지금의 문제를 가장 잘 해결해주므로 언제나 새로운 것입니다. 이 책에서는 요가 및 다양한 운동법을 통해 몸의 문제를 해결할 수 있도록 했습니다. 내 몸을 건강하면서도 아름답게 디자인하는 충분한 안내서가 되었으면 합니다.

피트니스 요가 / 최정열 원장

추천의 글 | 우리는 빠른 속도로 달리고 있지만 달려가는 곳이 어디인지를 모릅니다. 요가는 속도보다는 방향을 생각하게 하며, 스트레스와 긴장의 삶 속에서 휴식과 고요를 줍니다. 이것이 서구사회에서 요가가 각광받은 이유입니다. 또한 요가는 몸이 필요한 모든 것을 줍니다. 군살을 빼주고, 체형을 교정하고, 몸의 증상들을 치유해줍니다. 이 책이 몸에게 얼라인먼트를 주고, 몸을 리디자인하는 바디라인의 해결사 역할을 충분히 해줄 것이라 믿습니다.

인터내셔널 요가 마스터 / Willam Arce

Hand & Nail

TOTAL BEAUTY 5

손잡으면 심장까지 전해지는 따사로움! 손은 말로 표현할 수 없는 마음을 전달하는 매개체입니다. 또, 손은 나를 표현합니다. 얼굴과 함께 늘 타인에게 노출되어 있을 뿐만 아니라 손을 보면 그 사람의 성격과 직업, 건강상태, 살아온 인생을 알 수 있습니다.

이 책에서는 하루에 10분만 투자하면 손을 건강하고 예쁘게 할 수 있는 마사지법과 운동법을 소개하였습니다. 또한 최근 각광받고 있는 네일아트를 집에서도 쉽게 따라할 수 있도록 기본적인 기법 몇 가지를 소개하였습니다.

네일아트는 단순히 손톱을 화려하게 장식하는 것 이상입니다. 손을 보호하는 손톱은 복잡한 구조를 가졌으며, 인체의 건강상태를 진단할 수 있는 척도가 됩니다. 네일아트는 손톱을 건강하게 하는 데 1차적인 목적이 있습니다. 뿐만 아니라 네일아트의 아름다움은 타인만이 아니라, 스스로에게도 큰 만족감을 줍니다. 손이 못생겼다고 자꾸 감추지 마세요. 손은 가꿀수록 예뻐집니다. 이 책에 그 노하우가 담겨 있습니다.

뉴욕네일살롱＆아카데미 / 윤수연 원장

추천의 글 | 놀랍도록 빠르게 확산되고 있는 네일아트 분야에서 선두를 달리고 있는 윤수연 원장은 그 동안 네일아트의 기술개발에 전념해왔고 많은 제자들을 배출해 왔습니다. 윤수연 원장은 대한향기협회의 상임이사로 활동하면서 아로마 치료를 네일아트에 접목시키려는 노력도 하고 있습니다. 아무쪼록 많은 분들이 윤수연 원장을 뜨거운 가슴으로 성원해주시길 부탁드립니다.

(사)대한향기협회 회장 / 조성준

Foot

TOTAL BEAUTY 6

하루에 받는 부담이 약 700여 톤, 평생 지구를 네 바퀴 반이나 도는 발. 수십억 개의 모세혈관과 말초신경이 밀집되어 있는 발에는 오장육부로 통하는 건강의 길이 숨어 있습니다. 아름다움은 건강으로부터 시작되고, 발은 건강의 기본입니다. 발이 예쁘고 건강하면 몸속으로부터 아름다움이 표출되고, 그것이 외적인 아름다움으로 연결되는 것입니다.

이 책에서는 누구나 쉽게 이해할 수 있도록 발관리의 이론을 설명하였고, 발로 진단하는 건강법, 발의 부위별 반사구의 효능과 마사지법 및 운동법을 소개하였습니다. 뿐만 아니라 매끈한 발을 만드는 방법과 다이어트에 효과적인 마사지법, 생리통 및 변비를 완화시켜주는 마사지법에 이르기까지, 발에 대해 꼭 알아야 할 정보를 그림과 함께 설명하였습니다.

발을 자주 보고 만지면 건강하고 예뻐집니다. 여러분 발을 사랑하세요. 이 책이 올바른 사랑법을 전해드릴 것입니다.

한국건강관리연합회 / 이윤우회장

추천의 글 │ 이윤우 회장은 오랜 전통과 기술을 바탕으로 발의 경혈에 침이나 뜸을 이용하지 않고 손으로 누르고 풀어주는 발 마사지를 유행시키고 있는 장본인입니다. 수많은 사람들에게 발 관리나 건강 마사지, 경락, 경혈 등에 대한 교육은 물론 취업 및 창업을 하는 데 최선을 다해 도와주고 있습니다. 이런 의미에서 이 책을 발간하게 되어 기쁘게 생각하며 이윤우 회장에게 축하를 보내는 바입니다.

변호사 / 엄도희

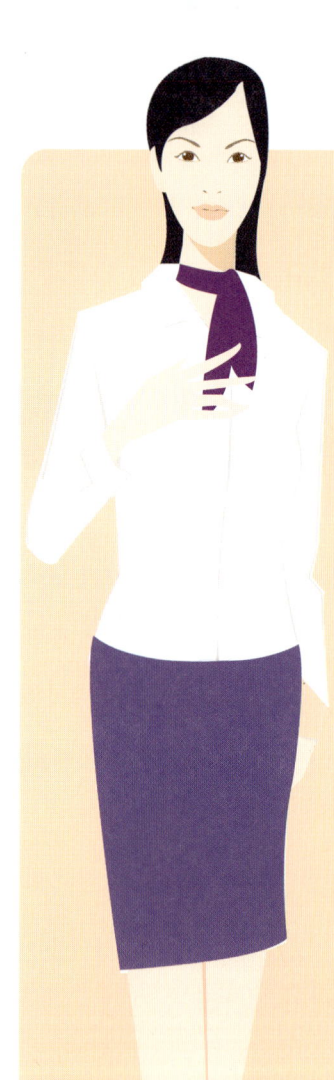

모자라는 것도 일종의 미다.
_ 비너스 미학의 원리

여자가 가장 강해지는 것은
자신의 약점을 인정했을 때이다.
_ 뉴 대편

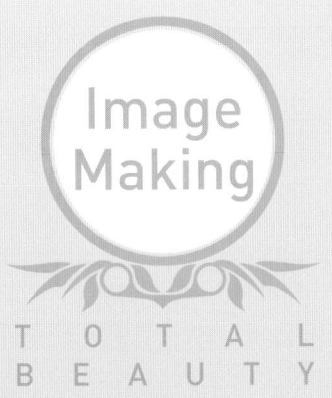

Image
Making

TOTAL
BEAUTY

매력적인 나를 만든다, 이미지메이킹

그녀가 매력적인 이유 · 자신만의 독특한 이미지를 메이킹하라 · 미인의 적, 스트레스 날리기 · 표정이 바뀌면 운명도 바뀐다 · 얼굴을 맑고 투명하게 하는 방법 · 잊을 수 없는 첫인상을 만드는 11가지 방법 · 센스 있는 패션 · 길고 날씬해 보이는 9가지 방법 · 프로로 보이기 위한 패션 전략 · 마음의 문을 여는 매력적인 목소리 · 좋은 목소리를 내기 위한 훈련법 · 남성들은 여성들의 우아한 자태에 매료된다 · 매력 넘치고 세련된 자세 만드는 법 · 색깔로 나를 표현한다 · 내게 어울리는 컬러를 찾는다, 퍼스널 컬러 시스템

● Image-Making adviser 이미지파워의 김은주 소장

이미지파워

개인이미지 컨설팅 전문회사. 외적으로는 아름답고 매력적인 외모를, 내적으로는 강한 자신감과 넘치는 카리스마를 지니도록 도움을 주는 곳이다. 국내 수많은 정치인과 기업의 리더들은 물론 전문직 종사자, 자신의 이미지를 향상시키려는 여성들에 이르기까지 각각 사회적 역할에 맞는 이미지를 창출하고 있다. 패션, 인상, 퍼스널 컬러, 음성 이미지, 자기표현, 대인관계 향상, 매너와 자세, 퍼스널브랜드 전략 등을 컨설팅하며, 외부출강도 활발하게 하고 있다.

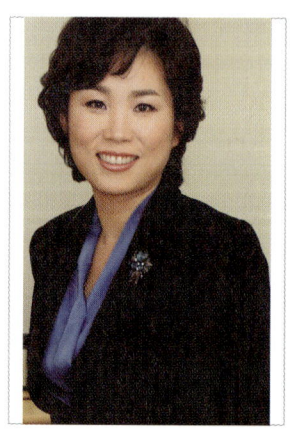

김은주 소장

이미지파워 대표 컨설턴트. 색채연구소 퍼스널 컬러 컨설턴트, 색채심리 연구가, 국내 정치인&CEO 전문 이미지컨설턴트로 활약하고 있으며 CBS라디오 '김종휘의 문화공감'의 '직장인의 이미지메이킹' 코너를 진행하고 있다. 외국어대학교 사회교육원 교수를 지낸 바 있으며, 상명대학교에서 '이미지커뮤니케이션' 강의를 하기도 했다.
저서로 《이미지 마케팅으로 성공을 부른다》가 있다.

:: 그녀가 매력적인 이유

누군가에게 호감을 주고 싶은가? 왠지 모르게 끌리는 사람이 되고 싶은가? 그렇다면 먼저 '나'를 사랑하라.

사랑을 하면 예뻐진다고 한다. 호르몬의 분비도 달라지고 모든 신진대사가 원활해지므로 당연한 일이다. 누구를 사랑하거나 누군가에게 사랑을 받는 것은 우리에게 엄청난 긍정적인 에너지를 가져다준다. 그러나 나는, 먼저 자신에게 사랑을 주라고 말하고 싶다. 자기 자신과 좋은 우정을 쌓으라는 말이다. 스스로와 잘 지내고, 자신을 사랑스럽고 가치 있는 인간으로 여기는 것이 바로 타인에게 좋은 이미지를 주기 위한 첫걸음이다. 만약 자신을 진심으로 사랑하지 않으면서 다른 사람에게 상냥하고 친근하게 대한다면 자신에게 진정한 기쁨을 주지 못한다. 의도적으로 만들어내는 모습이기 때문이다.

다른 사람에게 호감을 주거나 매력적인 사람들은 먼저 자신을 사랑할 줄 안다. 이것을 '자기 호감도'라고 하는데 자아 존중감의 한 요소이다. 자기를 사랑한다는 것은 이기심과는 다른 것이다. "거울아, 거울아 이 세상에게 누가 가장 예쁘니?"라고 물어보는 공주병과는 다르다. 장밋빛 안경을 쓰고 자신을 바라보는 것이 아니라 '있는 모습 그대로 품에 인기'를 말하는 것이다.

자신을 사랑하지 못하는 사람은 표정이 어둡고 어딘가 자신감이 없고 주눅이 들어 있는 것처럼 보인다. 자신을 좋아하지 않는 감정이 열등감을 만들어내기 때문이다. 또 자신에게 불만이 많은 사람은 공격적인 이미지를 지니기도 한다. 늘 화가 나 있거나 신경이 예민하다. 이런 부정적인 에너지는 타인에게 그대로 전달돼서 그 사람과 함께 있으면 마음이 불편하고 함께 우울해진다.

언젠가 길을 걷다가 누가 봐도 아주 뚱뚱한 여학생과 남학생이 대화하는 모습을 보게 되었다. 남학생이 "야, 너 살 좀 빼라"고 말하자, 여학생은 활짝 웃으면서 "나 안 뚱뚱해, 앉을 때만 뱃살이 조금 접혀서 그렇지"라고 답했다. 나는 나도 모르게 그 여학생의 얼굴을 다시 한 번 보게 되었다. '저렇게 자신감 넘치는 여성은 누굴까?' 생각하면서. 자기 외모에 당당한 그녀의 모습은 나에겐 너무 멋져 보였다. 이런 자신감은 바로 자존감에서 나오는 것이다. 외모가 매력적이어야만 자존감이 높은 것이 아니다. 외적인 조건과 관계없이 자존감은 높을 수 있다.

외모를 성형해주는 방송 프로그램에서 4명의 출연자가 전신 성형을 마치고 마지막 코스로 이미지 컨설팅을 받으러 방문한 적이 있었다. 그들은 모두 자신의 외모에 자신이 없어서 사람들 만나는 것도 꺼려진다고 했다. 그런데 상담을 하는 과정에서 그들의 문제는 외모가 아니라는 것을 알 수 있었다. 출연진들 모두에게는 공통적으로 개인적인 삶에 문제가 있었고, 그것이 삶의 만족도로 연결되어 삶의 질이 낮았던 것이다. 근본적인 문제는 외모가 아니었는데 관심의 초점은 온통 외모로 집중되어 있었다. 자신의 외모가 불만족스러워서 자신에 대해서도 부정적인 이미지를 갖게 된 것이다.

스스로의 외모와 성격 그대로를 사랑할 수 있다면 우리는 훨씬 더 행복해질 수 있다. 자신을 사랑하는 사람이 타인에게도 호감을 갖고 쉽게 마음을 열 수 있다. 그리고 진정한 사랑, 왜곡되지 않고 집착하지 않는 아름다운 사랑을 할 수 있다. 자신에게 너무나 헌신적인 사랑을 퍼부을 누군가를 찾고 있다면 먼저 자신부터 사랑하라!

우리의 이미지를 긍정적으로 만드는 데 있어서 가장 중요한 것은 자존감의 수준이다. 자존감이 낮을 때와 높을 때 어떻게 행동으로 나타나는가, 그리고 이것이 어떻게 이미지로 전달되는지를 알아보자.

>>> 높은 자존감일 때

표정, 말씨, 동작 등이 살아 있는 기쁨을 표현하기 때문에 생기 있고 활기 차다.

자신감이 있으며 필요 이상으로 세세한 것에 마음이 얽매이지 않는다.

쉽게 흥분하거나 당황하지 않고 차분하게 생각하고 행동한다.

다른 사람들과 잘 어울리고 혼자 있어도 불안해하지 않는다.

자신과 타인에게 아주 솔직하게 대한다.

다른 사람의 거절에 실망하거나 화를 내지 않는다.

상대를 인정하고 필요할 때 웃으면서 칭찬할 수 있다.

>>> 낮은 자존감일 때

지금 현재에 집중하지 못하고 생동감이 없다.

주변으로부터 무시당하고 있는 것 같아 화가 난다.

의사결정을 피한다(다른 사람에게 의존하려 하고, 책임질 일은 피하려고 한다).

지나치게 자신을 비난하거나 남에게 아첨하여 비굴해진다.

상대를 공격하고 잘못된 점을 찾아서 비난한다.

표정이 어둡고, 차가운 인상을 주며, 대인관계가 원만하지 않다.

자신에 대해 부정적으로 생각하고, 부정적인 행동을 한다.

자신의 기분이 나쁜 것을 주위의 탓으로 돌린다.

⊙TIP 자기사랑을 확대할 수 있는 가장 중요한 방법!

● 남과 비교하지 말 것.
● 습관적으로 남과 비교하는 사람이 있다. 이런 경우 대부분은 남보다 부족한 나의 모습을 더 크게 확대해서 보게 된다.

:: 자신만의 독특한 이미지를 메이킹하라

외국인들이 우리나라에 와서 가장 놀라는 것은 한국 여성들이 모두 탤런트나 모델 같다는 것이다. 그만큼 외모도 뛰어나지만 외모를 가꾸는 데 뛰어난 기술을 지녔다는 의미일 게다. 그 다음으로 놀라는 것이 바로 너무나 비슷비슷하다는 점이다. 각자의 개성을 연출하기보다는 유행에 따라 그들이 원하는 이상적인 스타일을 따라가는 사람이 많다는 의미다. 이것은 여성뿐만 아니라 남성들의 헤어스타일을 관찰해봐도 마찬가지다. 최근 젊은 층에서는 조금씩 달라지고 있지만, 이런 외모 스타일에서 아직도 우리가 경직되어 있다는 것을 알 수 있다.

남과 다른 개성을 연출하기 위해서는 먼저 자신의 스타일을 정확히 알고, 그 이미지를 최대한 살려주어야 한다. 그래야 자기다우면서도 최고의 효과를 낼 수 있다. 이것은 성형수술보다 더 중요하고 더 큰 효과를 얻을 수 있다. 또 자기다움을 연출하기 위해서는 용기가 필요하다. 특이한 모습을 하면 시선을 많이 받게 되므로 자기 확신이 없으면 바로 스타일을 포기하게 될 수도 있기 때문이다. 자기가 확신을 갖는 만큼 타인도 나의 스타일에 긍정적인 평가를 내린다는 사실을 기억하자.

'미스터 히치'라는 영화에서 데이트 코치인 주인공 히치는 자신의 남자 고객에게 이렇게 말한다. "없는 걸 있는 척할 순 없어요. 수줍으면 수줍은 대로 활발하면 활발한 대로." 있는 그대로의 모습을 보여주라는 뜻이다. 자기만이 가진 독특하고 개성 있는 그 무엇인가를 통해 타인의 마음을 열어야 한다. 자기가 아닌 혹은 자신이 가지고 있지 않은 어떤 요소를 만들어서 연기하려고 하면 어색해져서 오히려 역효과를 낼 수 있다. 방송인 박경림의 경우가 바로 개성연출로 성공한 사례다. 특이한 목소리와 사각

턱의 얼굴을 자신 있게 표현한다. 그녀의 긍정적이며, 낙천적인 성격은 오히려 많은 사람들에게 호감을 주고 있다. 김제동 역시 아주 평범한 외모와 진솔한 화술로 우리를 기쁘게 한다. 친구와 대화하듯이 솔직하고 가공없이 말하는 그 특유의 화법이 오히려 호소력이 있다.

지인 중 자신의 목소리가 남성적이라고 매우 불만스러워하는 여성이 있다. 언젠가 통화하는데 이상한 목소리를 내는 것이었다. "목소리가 왜 그래요?" 하고 물었더니 "저도 선생님처럼 목소리를 내고 싶어서요"라며, 그녀는 안간힘을 써서 여성스런 목소리를 내고 있었다.

나는 그냥 본인의 목소리를 내라고 조언했다. 자신의 목소리가 아닌 소리를 내려면 사람을 만날 때마다 긴장해서 소리를 만들어내야 하니 부자연스러울 것이다. 그러다 보면 할 말도 쉽게 생각나지 않을 것이고, 타인에게 가식적인 사람이라는 이미지를 주게 된다. 자신의 이미지가 어떻든 그것을 살리는 것이 중요하다. 그러기 위해서는 다음과 같은 과정이 필요하다.

❶ 자신의 가장 강한 특성이 무엇인지 파악한다.

자신의 이미지가 귀여운지, 여성스러운지, 중성적인지, 도시적이고 세련미가 있는지, 지적인지, 차분하고 우아한지, 어떤 이미지든 자기만이 가지고 있는 강한 분위기를 파악해보라는 것이다. 사람들은 스스로를 객관적으로 보지 못할 수도 있으니 주변 사람들에게 조언을 구해보는 것도 좋은 방법이다. 그리고 그 이미지를 강화해나가도록 하자. 하나의 일관된 이미지로 어필할수록 효과는 강하다. 뭔가 한 가지 특별한 이미지를 풍기지 않는 사람은 다른 사람에게 희미한 기억을 남기게 된다. 어떤 이미지든 확실하고 분명한 자기만의 이미지가 필요하다.

❷ 보이는 모든 모습을 통합하라

자신의 개성을 찾았다면 외모, 행동, 말에서 그 이미지가 드러나도록 일관성 있게 계획해야 한다. 헤어스타일, 메이크업 패턴, 의상스타일을 한가지의 분위기로 연출해서 명확한 컨셉을 전달하도록 하자.

늘 의상은 여성스럽고 우아하게 입는데 동물모양의 귀여운 귀걸이를 즐겨 한다면, 뭔가 부조화스럽고 정말 그녀가 원하는 스타일이 무엇인지도 알기가 어렵다. 목표이미지를 명확히 하고 과감하게 포기할 건 포기하자.

❸ 열등감을 극복하자

웃는 모습이 영 어색한 여성이 있다. 나중에 알게 된 일이지만 덧니 때문에 항상 웃을 때 덧니가 보일까 의식을 하다보니 웃는 건지 찡그리는 건지 구분이 안 가는 표정이 되어버렸다. 뭔가를 가리려고 하면 더 드러나게 마련이다. 당신이 생각하는 것처럼 상대는 당신의 단점에 초점이 맞춰져 있지 않다. 당신의 그런 행동이 오히려 다른 사람에게 "내 치아는 못생겼어요"라고 광고하는 꼴이 된다.

❹ 자기 스타일에 자신감을 갖자

먼저 자신이 스스로의 스타일에 대해 확신을 갖고 당당해야 한다. 자신이 당당하면 다른 사람들도 나를 멋지게 본다. 그러나 스스로 자신감을 갖지 못하면 아무리 좋은 컨셉을 찾았다 하더라도 무용지물이다. 당신은 세상에서 유일한 존재이므로 그 존재 자체로 독특하다.

:: 미인의 적, 스트레스 날리기

스트레스는 긍정적인 이미지를 만드는 데 최대의 적이라고 할 수 있다. 스트레스가 심해서 관리가 되지 않는 상태가 되면 부정적인 요소들이 언어나 행동, 표정에서 나타나기 때문이다. 스트레스는 외부적 또는 내부적으로 받는 요인들에 의해 몸에서 일어나는 실제적인 반응을 말하는데, 스트레스가 지속적으로 가해지면 부신피질에서 호르몬이 분비된다. 이 부신피질호르몬인 코티졸은 장기적으로는 혈압을 높이고 임파구수를 감소시키는 등 면역기능의 약화를 가져온다. 그 결과 몸의 이상 증상이 나타나기도 한다.

육체적	정서적	영적
만성 통증과 만성 질환 성적 압력 일중독 성공에 대한 집착 가족 문제 기술력과 지적능력 부족 단조로운 생활 성폭행 식욕부진과 식욕과다 수면 부족 낮은 급여 / 실직 음주 배우자의 사망, 이혼 결혼 운동부족	좌절감 낮은 자존감 적대감 중압감 경쟁의식 강박관념 사고의 혼돈 갈등	용서하지 못함 죄책감 완벽주의 탐심 근심, 걱정 억압된 분노 완수하지 못한 사명

〈스트레스의 원인〉

스트레스의 증상들은 신체적인 피로, 두통, 불면증, 근육통, 맥박이 빨라짐, 구역질, 전율, 안면홍조, 감기에 자주 걸림, 집중력 부족이나 기억력 감소, 우유부단, 유머감각 소실, 신경과민, 우울증, 분노, 좌절감, 근심, 걱정, 불안, 성급함, 안절부절못함, 손톱 깨물기, 발 떨기, 울거나 욕설, 물건을 던지거나 때리는 행동 등으로 나타난다.

이러한 상태에서는 누구에게도 좋은 이미지를 줄 수가 없다. 스트레스는 먼저 눈빛과 피부를 변화시키고 몸의 움직임과 목소리를 변화시킨다. 가장 중요한 것은 자기 조절능력이 떨어진다는 것이다. 쉽게 예민해지거나 화를 내게 되고 또는 상대의 진의를 왜곡하기도 한다. 이럴 때 만난 사람들은 나를 성격이 이상한 사람으로 단정 지을 수도 있다. 한 번 고정된 이미지는 바꾸기 힘들기 때문에 이미지 관리에 아주 치명적이라 할 수 있다.

그렇다면 스트레스를 해소하기 위한 방법은 어떤 것이 있을까?

평소에 적절한 운동과 식사조절이 필요하다. 스트레스를 받으면 양념이 많이 든 음식을 좋아하고 매운 음식을 찾게 된다. 또 흡연이 늘거나 초콜릿을 많이 먹는다고 한다. 스트레스가 쌓이면 혈액순환이 제대로 되지 않아 피부의 상태가 나빠지면서 전체적으로 안색이 어두워지고 윤기가 없어진다. 얼굴이 탄력을 잃게 되면서 주름도 늘고 기미가 생기면서 얼굴이 검어지는 것이다. 뿐만 아니라 위장을 비롯한 장기의 기능이 약해져 입주변이 검어지거나 뾰루지가 나기도 한다.

그야말로 스트레스는 미인의 적인 셈이다. 그럼, 어떻게 스트레스를 풀어야 할까?

스트레스 해소법 – 마인드 컨트롤

❶ 고통의 원인을 제거하라

지금 무척 괴롭다면 그건 나에게 뭔가 놓아버려야 하는 것, 다시 말하면 포기하고 흘려버려야 할 무엇인가를 붙잡고 있다는 것을 의미한다. 놓지 못하고 있으면서 스스로를 힘들게 하는 것이 무엇인지를 잘 생각해보고 보낼 준비를 하자.

❷ 완벽하려는 병에서 자유로워져라

반드시 무엇인가를 완벽하게 하려고 하면 언제나 불완전하고 부족한 자신에 대한 실망만이 남는다. 세상에 완벽한 사람, 완벽한 상태는 없다. 혹시 자신이 '반드시' 라든가 '꼭 해야만 한다' 라는 말을 자주 쓰는 사람이라면 그 단어로부터 자유로워져야 한다. 완벽하려는 사람은 앞일에 대한 두려움이 많고 항상 긴장하며 초조해한다. 뭔가 경직되어 있고 여유가 없어서 주위 사람까지 긴장하게 만들 수 있다.

❸ 자신을 용서하라

지나간 일에 대한 후회나 심한 자책에 빠져 있는 것은 늘 마음 한 구석에 무겁고 어두운 그림자를 깊고 있는 것과 같다. 지나간 일에 대해 내가 지금 바꿀 수 있는 것은 아무것도 없다. 계속해서 자신을 괴롭히고 용서하지 못한다면 생동감과 자신감을 잃게 되고, 앞으로 전개되는 상황에 대해서도 합리적이고 자발적으로 대처하지 못할 수도 있다. 그렇게 되면 부정적인 상황은 계속 되풀이되어 악순환이 되고 만다. 자신을 그만 용서하고 과거의 잘못으로부터 자유로워지자. 살다보면 누구나 실수를 할 수 있다.

➍ '거절하기'와 '요구하기'를 훈련하자

많은 여성들이 'NO'라고 해야 할 때 명확히 말하지 못한다. 상대방에게 미안하고 혹시나 상처를 주지 않을까 고민하기 때문이다. 하지만 그럴 경우 'NO'라고 말하는 것이 더 상대를 위하는 것임을 명심하자. 자신이 원하는 것을 분명히 말할 수 있을 때가 자유로운 것이다. 원하는 것을 당당하게 말하자. 안 되면 연습을 해야 한다. 거울을 보고 상대에게 요구하고 싶은 말을 해본다. 아니면 인형을 앞에 두고 대화를 연습해보는 것도 좋다.

➎ 욕심과 집착을 버려라

현대인들은 성공에 대한 의지와 열망이 대단하다. 성공을 향해 목표 지향적으로 한 시간의 낭비도 용서하지 못하는 사람들은 늘 조급하고 초조하다. 환경의 변화로 일이 뜻대로 되지 않으면 심한 스트레스 상태가 된다. 속도를 조절해야 할 때가 오면 심하게 분노를 느끼기도 한다. 원하는 때에 원하는 방법으로 일이 진행돼야 한다고 믿기 때문에 상대적으로 스트레스와 화가 많아지는 것이다.

➏ 지금, 여기에 집중하라

현대인들은 몸은 지금 여기에 있지만 생각과 마음은 항상 분주하게 앞서가고 있다. 그래서 우리의 몸은 마음을 따라가기에 여념이 없다. 그러므로 늘 바쁘고 정신없이 살아간다. 이것을 습관된 마음이라고 한다.

지금 여기에 충실히 머물러야 가장 행복하다. 자신의 존재감을 느낄 수 있도록 습관된 마음이 아니라 본래의 마음을 찾아야 한다. 그래야 삶이 혼란스럽지 않아 안정이 되고, 더불어 마음까지도 편안하고 행복해진다.

❼ 휴식 시간을 가져라

시간을 내서 완전히 일로부터 벗어나서 자연을 보고 즐길 수 있는 시간을 가져라. 머리의 생각을 비우고 눈에 들어오는 자연 그 자체를 보고 느끼며 휴식하는 시간을 갖게 되면, 호흡이 안정되며 몸은 가볍고 정신은 맑아진다. 꼭 누군가와 함께할 필요는 없다. 혼자서 조용하고 고독한 시간을 가져보자.

스트레스 해소법 – 바디 컨트롤

❶ 몸에 의식 두기

아침에 잠을깨면 바로 벌떡 일어나지 말고 숨쉬는 것을 가만히 느껴보자. 그리고 가슴과 폐, 머리로 의식을 천천히 움직이면서 아무 생각 없이 그저 몸의 움직임에 마음을 둔다. 처음에는 10분으로 시작해서 20분 정도로 시간을 늘려본다.

❷ 밝고 긍정적인 하루 이미지네이션하기

스스로에게 오늘 하루도 즐겁고 신나는 하루가 될 것이라고 염원 한다. 마치 주문을 걸듯이 "오늘도 정말 멋진 하루가 될 거야" 하는 마인드 컨트롤로 하루를 시작한다. 세수나 화장을 할 때, 옷을 입을 때도 일부러 흥겨운 노래를 흥얼거려보자.

❸ 감정의 찌꺼기를 완전히 걸러내기

색으로 자신의 하루의 감정을 표현해본다. 특히 부정적인 정서가 표출되는 날에는 꼭 하는 것이 좋다. 색을 칠한 후 간단히 메모를 한다. 그리고 그 감정과 자신을 분리한다. 잠자리에 들 때는 가능한 잊어버리고 아무런 찌꺼기도 남아 있지 않도록 한다.

❹ 몸의 이완을 통해 마음을 이완하기

적절한 스트레칭을 규칙적으로 해준다. 평소 사용하지 않던 근육을 움직이는 스트레칭이나 동작을 한다. 만약 주변에 좋은 공원이 있다면 조금 부지런을 떨어서 가볍게 10~20분 정도 걷는 것도 좋다. 자연을 보면서 저절로 몸과 마음이 이완될 것이다.

:: 표정이 바뀌면 운명도 바뀐다

"너 얼굴이 달라졌다. 이제 진짜 프로처럼 보이는구나." 아주 오랜만에 만난 친구가 나에게 건넨 인사말이다. 친구는 몇 년간 변해버린 내 얼굴에 무척 놀라워했다. 내 계획이 성공한 것이다. 나는 이미지 컨설턴트로서 걸맞은 이미지를 만들기 위해 먼저 얼굴의 인상을 바꾸기로 했다. 더 밝고 긍정적이면서 자신감 넘치는, 그러나 부담스럽지 않은 인상이 목표이미지였다.

매일 거울을 보고 표정 관리를 했고, 일상생활 속에서 아주 즐겁고 행복하려고 노력을 하다보니 어느새 나의 성격이 변해 있었다. 나에게 개인 컨설팅을 받는 고객들은 대부분 이렇게 말한다. "원장님은 참 행복하게 사시는 분 같아요. 저도 그렇게 살고 싶어요." 삶에서 기쁨을 자주 느끼면 행복한 표정이 나오는 것이다.

누구에게나 매력적인 표정은 먼저 생동감 있는 표정이다. 두 번째는 밝고 긍정적인 표정이다. 세 번째는 자신감이 있으면서 편안한 인상이다. 네 번째는 맑고 순수한 표정이다. 이러한 좋은 표정을 만드는 것은 기술이 뛰어난 성형외과 의사에게 수술을 받은 것보다, 값비싼 외제 화장품을 쓴 것보다 더 효과가 크다.

대부분 여성들은 희고 잡티 하나 없는 얼굴을 바란다. 특히 얼굴에 기미가 있으면 깔끔하지 못한 인상을 준다. 화장품 회사에서는 자외선이 주원인이라면서 다양한 제품을 내놓는다. 그러나 기미의 경우는 심리적인 요인이 더 많이 작용한다. 우울하거나 누군가를 미워하거나 또는 화를 계속 참거나 원망하거나 하면 얼굴에 기미가 생기게 된다. 그렇지만 다시 마음이 편안해지고 진심으로 기뻐하는 시간이 많아지면 기미는 거짓말처럼 점점 흐려지기도 한다.

마음이 상하면 가장 먼저 얼굴이 탁해지면서 탄력을 잃게 된다. 그러므로 표정관리는 얼굴 근육의 움직임이 아니라 마음의 관리에서 시작되어야 한다.

:: 얼굴을 맑고 투명하게 하는 방법

❶ 미움 없애기

누군가를 미워하는 얼굴이 아름다울 리 없다. 계속 미워하다보면 얼굴의 좌우가 달라지기도 한다. 특히 입이 비뚤어진다. 미우면 입을 삐죽거리게 되지 않는가?

피부뿐만 아니라 눈빛도 탁해진다. 따라서 맑고 투명한 눈동자를 갖고 싶다면 누군가를 미워하는 마음이 없어야 한다. 미워하는 사람을 잊으려고 하면 순간적으로는 잊은 것 같지만 문득문득 떠오를 때미다 힘들어진다. 가장 좋은 방법은 용서하는 것이다. 그리고 나면 얼굴빛이 훨씬 더 밝아질 것이다.

❷ 화내지 않기

화를 내면 인상이 험악해지면서 얼굴에 주름이 생긴다. 인상을 자주 쓰게 되면 미간에 세로주름이 생기고 이것이 깊어지면 평소에도 늘 짜증스러운 얼굴이 된다. 신경

질적인 표정을 하고 있는 사람에게 좋은 사람이 다가오지 않는 것은 너무나 당연한 일이다. 화가 나면 잠시 호흡을 깊게 하고 '그럴 수도 있지'라고 한 번 되뇌인다. 그러고 긍정적인 방향으로 해결할 수 있는 방법을 찾아보자. 화낸다고 달라질 건 없으니까 말이다.

❸ 아침마다 자기 암시하기

아침에 어떤 마음으로 일어나는가를 점검해보자. 조금만 더 잤으면, 너무 피곤해, 지겨워, 오늘이 휴일이었으면 등등의 생각이 든다면 바꿔보자. 긍정적인 아침의 정서가 그 사람의 얼굴을 밝게 만든다.

"나는 날마다 모든 면에서 점점 좋아지고 있어"라고 스스로에게 말하자. 이 말을 아침, 저녁으로 스무 번씩 되풀이하라. 그러면 얼굴이 아주 밝고 긍정적으로 변할 것이다.

❹ 거울 보고 웃는 연습하기

웃는 것도 연습이 필요하다. 평소 내성적이고 소극적인 사람은 웃을 때도 얼굴의 근육을 충분히 사용하지 않는다. 얼굴 근육을 충분히 움직여서 웃어야만 자신감이 있어보이고 상대에게 기분 좋은 인상을 주게 된다. 거울을 보고 최대한 크게 입을 벌려보자. 아래위로, 좌우로 힘껏 벌려서 얼굴의 근육을 이완시킨다. 그리고 윗니가 최소한 8개가 보이도록 웃어보자.

이때 입술 끝은 반드시 위로 올라간 배 모양을 해야 하고, 잇몸은 아주 살짝 0.1m 정도만 보이도록 한다. 아랫니는 조금 보이거나 안 보여도 상관없다.

❺ 시선 훈련하기

우리가 타인을 볼 때 가장 먼저 그리고 자주 보는 곳은 상대의 눈이다. 눈은 현재 자신의 심리와 에너지의 상태를 가장 잘 나타내주는 부분이다. 그래서 눈의 느낌과 시선 처리가 매우 중요하다.

상대를 바라볼 때는 시선과 몸과 얼굴의 방향이 일치되어야 한다. 얼굴은 돌리지 않고 시선만 돌리거나 곁눈질을 하는 것은 좋지 않다. 시선은 습관에 의한 것이어서 자신은 잘 모를 수 있다. 비디오로 촬영해서 보는 것이 가장 좋은 방법이다.

시선이 옆으로 가는 경우는 뭔가 나쁜 의도를 갖고 있거나, 혼자서 생각을 많이 하는 사람들의 습관이다. 이런 시선은 정직하지 않은 이미지를 주고 상대의 기분을 나쁘게 만드니까 반드시 고쳐야 한다. 가끔 사람을 빤히 쳐다보는 여성이 있는데 이것 역시 매우 실례되는 일이므로 주의하자.

❻ 항상 입꼬리 올리기

사람을 대하지 않고 혼자 일을 할 때도 항상 입꼬리가 약간 올라가도록 가볍게 힘을 준다. 그러면 가벼운 미소가 만들어지면서 눈가에도 자연스럽게 주름이 진다. 평소에 연습을 하면 누구를 만나도 어색하지 않은 미소를 보여줄 수 있다. 가끔 거리에서 눈이 마주칠 때 아주 공격적인 사람들이 있나. 자신은 모르겠지만 지칫하면 싸움이 일어날 수도 있을 것이다. 평소의 생활에서 경직되어 있거나 스트레스를 많이 받는 사람은 다른 사람을 만나서 웃는다 하더라도 자연스러운 웃음이 나오지 않는다. 오히려 가식적인 표정으로 상대에게 오해를 살 수도 있다. 아침에 눈을 뜨면서부터 잠자리에 들 때까지 항상 가벼운 미소를 띠도록 생활화하자.

❼ 자세를 반듯하게 유지하기

'표정관리와 자세가 무슨 관계일까?'라고 생각하는 사람이 많겠지만 자세가 잘못되면 척추가 틀어지고 그 영향으로 턱도 틀어지게 된다. 그러면 좌우의 얼굴이 달라지면서 웃을 때 한쪽 입 꼬리만 올라가므로 상대를 비웃는 듯 보일 수도 있다. 평소 앉을 때나 걸을 때에 가능한 바른 자세를 유지하도록 해야 아름답고 균형 잡힌 얼굴을 간직할 수 있다.

❽ 연예인 사진 따라하기

혼자서 웃는 연습을 하려면 누군가 모델이 있는 것이 더 효과적이다. 여자 연예인 중 웃는 모습이 아름다운 여성의 사진을 붙여놓고 따라 해본다. 오래 하다보면 외모까지 닮게 되는 뜻밖의 행운도 가져다줄 것이다. 물론 당신보다 더 미인이라고 생각되는 경우에만 따라하자.

>>> 표정연습

❶ 거울을 보면서 눈을 생기 있게 뜨고 정면을 바라본다. 잠시 눈을 감았다가 다시 눈을 뜨면서 생기 있고 힘 있는 눈을 만들어본다.

❷ 눈썹에 손가락을 일직선으로 댄다. 손가락을 중심으로 눈썹을 위로 올렸다가 다시 아래로 내리기를 반복한다. 위로 올렸을 때 눈을 크게 뜨는 동작을 같이 한다.

❸ 뺨에 공기를 가득 넣고 좌우로 힘을 주면서 뺨

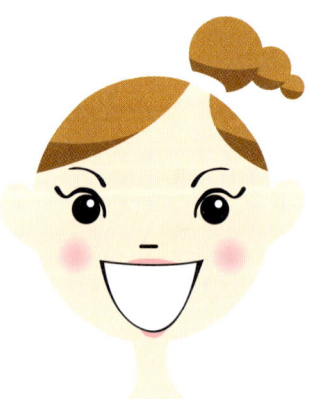

주변의 근육을 움직여본다.

"하" 발음을 하면서 입을 최대한 크게 벌리고 짧고 강하게 4번 반복한다. 다음은 "헤"라는 발음으로 동일하게 연습한다.

❹ 입술 끝을 살짝 위로 올려서 미소 짓는 얼굴을 만들고 1분간 유지한다. 가장 편안하고 부드럽게 눈의 표정을 만들고 거울을 본다.

❺ 치아가 보이도록 웃는 얼굴을 만들어본다. 이때 윗니 8개가 보이게 하고 잇몸은 거의 보이지 않도록 한다. 양 입술 끝이 살짝 올라가야 하는데, 잘 안 될 경우 손가락으로 입 끝을 밀어올린다. 20초 동안 유지하고 다시 원위치로 했다가 반복 연습을 한다.

:: 잊을 수 없는 첫인상을 만드는 11가지 방법

첫인상은 두 번 만들 수 없다. 그래서 중요하다. 사랑이건 일이건 첫인상에서 앞으로의 관계를 결정짓게 되는 경우가 많다. 첫인상에서 부정직으로 보이거니 강렬한 인상을 주지 못하면 다음 만남은 영원히 물 건너가게 된다.

이처럼 첫인상은 우리의 운명을 바꾸어놓을 수도 있다. 이렇게 중요한 첫인상을 타인의 의지대로 인식하도록 해서는 안 된다. 내가 보이고 싶은 대로 상대에게 보이도록 계획하고 연출하도록 하자.

❶ 이미지네이션을 활용하자

어떤 사람을 만나기 전에 잠시 눈을 감고 그 사람과 만나고 있는 장면을 상상한다. 그리고 상상 속에서 자신이 원하는 방향으로 대화를 이끌어가고 또 분위기를 유도해보자. 그리고 나서 상대를 만나면 만남에 훨씬 자신감이 생기고 마음이 편안할 것이다. 이미 한 번 경험한 상황이기 때문이다. 만남을 위해서도 연습이 필요하다.

❷ 자신감이 기본이다

어떤 일을 하든지 자신감 있는 모습을 상대방에게 보여줘야 상대가 긍정적으로 자신을 보게 되고 신뢰감이 생긴다. 일에 대한 실제 경력이 길고 짧은 것에 상관없이 스스로에 대한 자신감을 갖자.

❸ 배려와 존중을 보여주자

상대방에게 가벼운 인사말을 건네보자. 상대가 누구든 어떤 위치에 있든 나이가 적든 많든 상관없이 좋은 태도와 정중한 말씨로 대하자. 상대가 나보다 어리거나 직급이 낮을 때 오히려 더 정중하게 대한다면 당신에 대한 첫인상은 더욱 좋아질 것이다.

❹ 실수가 상대의 마음을 열게 한다

적당한 실수는 오히려 상대에게 긍정적으로 작용한다. 특히 완벽하게 보이는 사람이라면 더 효과가 크다. 물론 이때는 가벼운 실수여야 한다는 것을 잊지 말자.

❺ 단점을 솔직하게 보여주자

자신의 단점이나 실수한 경험을 진솔하게 얘기해주는 것도 아주 좋은 방법이다.

상대가 나를 대단한 사람이라고 생각하고 있는 경우 의외로 "저도 초년시절엔 이런 실수를 한 적이 있어요"라고 말을 해보자. 상대의 마음이 열리면서 대화가 더욱 쉬워질 것이다.

❻ 성공한 사람의 이미지를 보여주라

이미 성공한 사람처럼 항상 자신 있게 웃고 전문가로 보이는 옷을 입으며 어깨와 가슴을 당당하게 펴고 활기차게 걸어라. 사람을 만나면 눈을 똑바로 응시하고 크게 분명한 소리로 자신의 이름을 소개하자. 대화할 때는 확신에 찬 눈빛으로 눈을 맞추라.

❼ 밝고 화사하게 옷을 입자

대부분의 사람들은 밝은 사람을 좋아한다. 밝은 색상의 옷은 사람을 긍정적인 성격의 소유자로 보이게 한다. 어둡고 우울한 색은 가능한 피하자.

❽ 건강하고 기분 좋은 웃음을 선사하라

미팅 전 사무실을 나설 때 거울을 보고 반드시 웃는 연습을 해야 한다. 한쪽으로 입이 치우치진 않는지, 입은 웃는데 눈은 웃지 않는 것은 아닌지 살핀다. 그리고 미팅 장소에 조금 일찍 도착해서 다시 서울을 보고 연습한 후 웃는 얼굴로 들어간다. 상대를 보고 나서 웃으면 이미 늦을 수도 있고, 당신이 들어오는 모습을 상대는 이미 보고 있을 수도 있다.

❾ 허리를 반듯하게 펴라

위축되어 있거나 소심한 사람, 불안하거나 평소 자세가 구부정한 사람은 허리를 반듯하게 펴지 않기 때문에 타인에게 좋은 인상을 주기 어렵다. 허리를 쭉 펴서 걷고 또 앉아서도 상체는 반듯이 펴자. 상대가 누구든 상관하지 말고 말이다.

❿ 상대에 대해 정보를 수집하라

상대의 고향, 취미, 가족, 전공, 철학, 신념, 저서 등 미리 정보를 수집하고, 어떤 대화를 나눌까 혹은 어떤 칭찬을 하면 진심으로 기뻐할까를 고려해 미팅 전에 미리 준비해서 가자. 만약 상대가 학자라면 그의 저서는 필히 살펴보고, 다 읽지 못하더라도 목차 정도는 알고 가도록 하자. 상대와 공감할 수 있는 부분을 찾아보는 것도 아주 좋은 방법이다.

⓫ 가능하다면 악수를 해라

첫 만남에서 악수는 두 사람의 친밀감을 더해주는 가장 좋은 인사법이다. 신체 접촉은 여러 번 만나는 것 이상의 효과를 준다. 그렇다고 포옹은 할 수 없으므로 악수가 최선이다. 밝게 웃으면서 자연스럽게 상대에게 손을 내밀어라. 그러면 상대도 손을 내밀게 된다. 손을 잡고 살짝 힘을 준다. 물론 상대가 나보다 나이나 직급이 많이 높다면 내가 먼저 손을 내미는 것은 조심해야 한다.

:: 센스 있는 패션

패션은 자신을 표현하는 또 하나의 커뮤니케이션이다. 여성스런 의상을 입고 있다면 "나는 여성스럽고 부드러운 사람입니다"라고 말하는 것이고, 스트라이프 정장을 입고 있다면 "난 능력 있는 여성입니다. 나를 일하는 사람으로 봐주세요"라는 메시지를 전달하고 있다.

❶ 직업적 이미지를 살린다

패션 스타일은 자신의 직업적인 이미지를 잘 나타내주어야 한다. 한 여성 국회의원이 앞머리를 여고생처럼 내고 일자로 자르고 노란색 의상을 입고 TV에 나와서 인터뷰를 하는 장면이 있었다. 어린아이 같은 말투로 자신의 생각을 말하는데 매우 설득력이 떨어져보였다. 물론 모든 일하는 여성이 남성복 같은 정장을 입어야 하는 것은 아니다. 그러나 여성미를 강조하기보다는 보수적이고 전문가다운 이미지를 나타내야 하는 직종이나 위치에 있다면 의상연출에서도 그렇게 입어줘야 한다.

❷ 하나의 아이템을 강조한다

엑세서리나 목걸이, 벨트 등 하나의 아이템으로 강조해서 화려하거나 가볍지 않으면서도 평범하지 않은 스타일을 연출하면 센스 있는 패션이 된다. 전체적으로 튀는 스타일로 사람들의 시선을 끄는 것이 아니라 작은 부분의 차이를 통해서 멋스러움과 자기만의 개성을 연출해보자.

이때는 액세서리의 연출이 아주 중요한데, 브로치를 잘 이용해본다. 자신을 상징화할 수 있는 동물이나 식물을 형상화한 액세서리를 통해 자기 이미지를 투영할 수도 있다(예 : 올 브라이트 장관). 또는 단조로울 수 있는 의상에 색감이 강한 스카프를 이용하는 것도 좋다(예 : 강금실 장관).

또 목걸이나 벨트를 활용하면 색다른 분위기를 연출할 수 있다. 벨트에 특이한 장식을 달거나, 흔하지 않은 모양의 목걸이를 옷 색깔과 맞춰 입으면 의상을 10배쯤 더 돋보이게 할 수 있다. 할인매장에서 아주 싼 값의 정장을 구매하고 그 옷보다 더 비싼 액세서리를 구입해 매치해보자. 상당히 고급스런 의상으로 보일 것이다. 마찬가지로 아무 장식이 없는 밋밋한 블라우스에 색을 잘 맞춰서 목걸이를 해주면 마치 다른 옷처럼 보인다.

다음은 재킷 안에 입는 이너 웨어의 활용이다. 비싼 정장에 값싼 이너 웨어로 마무리해서 스타일을 망치는 경우가 있다. 오히려 이너 웨어에 많이 투자를 하도록 하자. 특히 클래식한 정장을 입을 때는 특별히 강조하거나 스타일을 살릴 수 있는 부분이 없는데, 이너 웨어를 흔하지 않은 색상 가운데 자신의 얼굴에 잘 맞는 색상을 선택한다. 보이는 면적이 적으므로 보라, 녹색, 레드 계열 등의 강렬한 색상도 좋다. 재킷에 선이 있다면 그 선과 색을 맞추는 것도 좋다. 무늬가 있다면 무늬와 동일한 색상으로 입어준다. 재킷의 무늬가 화려하다면 이너 웨어는 눈에 띄지 않는 색으로 입어준다. 한쪽만을 강조하는 것이 더 효과적이다.

❸ 한가지 옷으로 여러 벌의 효과를 낸다

한 벌의 옷을 사면서 이너 웨어를 두 가지 스타일(색상이나 재질이 다른 것)로 함께 구매한다든지, 아니면 상·하의를 다른 스타일로 코디할 수 있는 아이템을 사는 것도 좋다. 스카프를 다양하게 이용해서 여러 벌의 효과를 낼 수도 있다. 이를 테면 스카프를 블라우스 대용으로 연출해서 재킷을 걸치면 또 한 벌의 옷이 탄생하게 되는 것이다.

❹ 세퍼레이트 스타일이 더 멋있다

진정한 멋 내기는 세퍼레이트 스타일에서 가능하다. 한 벌의 옷에 구두와 핸드백까지 색을 너무 기계적으로 맞추면 오히려 촌스러워 보인다. 상·하의를 별도로 옷감이나 색상 및 톤을 맞춰서 코디네이션을 해주고, 신발도 같은 색상이 아니라 동일 계열의 색을 신는 것이 좋다.

❺ 강점을 창조한다

무엇보다 자기 자신의 체형을 정확히 알아 단점을 보완하고 강점을 창조하는 것이 중요하다. 대부분의 여성들은 좀더 날씬하게 보이고 싶은 욕구를 갖고 있다.

:: 길고 날씬해 보이는 9가지 방법

❶ 단색 계열로 입는다

상·하의를 같은 색으로 입으면 덜 뚱뚱해 보인다. 진한 톤일 경우 효과가 더 크다.

❷ 어두운 무채색에 맞춰라

역시 날씬하게 보이는데는 검정색이 최고다. 또는 무채색을 입어도 좋다.

❸ 수직선을 이용한다

단, 선이 너무 굵거나 선과 선 사이의 간격이 너무 멀면 더 뚱뚱해 보일 수도 있다.

❹ 균형을 잘 활용하라

보편적인 균형의 규칙들을 알고 활용하면 훨씬 날씬해 보일 수 있다. 다음의 기본 규칙들을 숙지하고 활용하자.

- 긴 상의(재킷이건 카디건이건)에는 짧은 스커트나 통이 좁은 바지를 입는 것이 좋고, 짧은 상의는 긴 스커트나 통이 넓은 바지와 잘 어울린다. 이유는 이 비율이 신체를 3등분하기 때문이다. 이것은 2등분 되었을 때보다 시각적으로 훨씬 늘씬하게 보인다.

- 몸에 달라붙지 않는 살짝 뜨는 옷감을 선택하면 더 날씬해 보인다.

- 스커트는 폭이 좁을수록, 폭보다 길이가 더 길수록 날씬해 보인다. 폭이 좁고 긴 스커트는 확실히 신체가 길어 보인다. A라인 스커트는 자칫하면 둔한 아줌마처럼 보이게 할 수도 있으니 참고하자.

- 큰 어깨와 넓고 큰 칼라, 통 넓은 바지는 피한다. 불필요한 치수를 더해주는 역할을 하기 때문에 뚱뚱해 보일 가능성이 있다. 특히 어깨 부분은 자신의 몸에 잘 맞는 것을 택한다.

- 바닥까지 끌리는 코트에 겨울 스커트를 입으면 키가 더 작아 보인다. 가볍고 부드러운 옷을 입으면 길이가 다소 길어도 별 문제가 되지 않을 수도 있지만, 대체로 발목까지 덮는 길이의 옷은 당신이 옷에 끌려다니는 것처럼 보일 수 있다.

- 바지통이 넓을수록 천은 부드럽고 가벼워야 하고 길이도 길어야 한다. 바지는 짧게 입어도 된다. 대부분의 바지는 일자형일 때 가장 슬림하게 보인다.

- 주름 있는 바지는 주름이 납작하게 잘 눕혀져 있다면 날씬해 보인다. 허리는 약간 여유가 있어야 한다. 배와 엉덩이 부분이 꽉 맞거나 통이 너무 넓거나 장식이 많이 달린 바지는 피한다.

- 개더(옷에 장식용으로 잡는 좁은 주름)나 주름이 너무 많으면 뚱뚱해 보인다.

- 머리 길이가 짧을수록 키가 커보인다. 목이 드러나면 키가 더 커보이기 때문이다. 키가 별로 크지 않은 사람일수록 너무 긴 스카프는 피하고, 목을 둘둘 감싸지 않도록 한다.

❺ 적당히 감춰라

그냥 아무렇게나 의상을 크게 입어서 가리려고 하면 역효과가 난다. 큰 스카프를 어깨에 두르거나 허리에 두르면 이외로 상당한 효과를 본다.

❻ 너무 뻣뻣하고 광택이 많거나, 직조가 큼직한 소재를 조심하라

❼ 지나친 액세서리는 금물!

❽ 다른 곳으로 시선을 끌자

예를 들면 강렬한 색상의 스카프, 독특하고 큰 액세서리, 코사지 등이 그것이다.

❾ 단순해 보이는 디자인을 선택하자

◉TIP 검정색을 돋보이게 하려면?	● 흰색으로 대비를 주면 검은 색이 더 선명하게 보인다. 여름엔 특히 흰색이 좋고 가을이나 겨울에는 소프트 화이트나 베이지, 아이보리 색상의 옷을 입어준다. ● 어깨에 걸치는 숄이나 스카프를 이용하자. 얇고 반짝이는 옷감이나 검은 색 계통의 옷감도 좋다. ● 보석으로 장식하자. 아무런 디테일이나 장식이 없는 검은 색 원피스에는 엑세시리가 훌륭한 역할을 한다. ● 진주 혹은 광택이 강하거나 투명한 느낌의 목걸이나 브로치 모두 좋다. ● 금이나 은 모두 잘 어울리므로 겨울에는 금으로 여름에는 은으로 대치하자. ● 얼굴 주위에 자신에게 잘 어울리는 색으로 포인트를 주어서 검은 색의 무거움을 없애준다.

:: 프로로 보이기 위한 패션 전략

❶ 한 벌의 슈트를 입어라

어깨는 적당히 각이 지고 가능한 심플한 라인의 정장을 입어서 당당한 전문가처럼 보이도록 하자. 세로 줄무늬는 더 샤프하고 활동적으로 보이게 한다. 아무 무늬가 없는 정장이라면 깔끔하고 단정하게 보일 것이다. 이때 검은 색이나 너무 무거운 색은 피하자. 검은 색은 원래 비즈니스 복장에서 쓰지 않는 색이기도 하고, 내 경험상 한국 여성에게 검정은 너무 강하다. 마치 자신은 시시한데 억지로 힘을 주고 있는 듯이 혹은 주눅 든 듯이 보일 수 있다. 사람이 옷을 입는 것이지 옷이 사람을 모시고 다니는 듯 보이면 안 된다.

클래식한 정장은 자칫 보수적으로 보일 수 있으므로 안에 여성스런 블라우스나 니트 혹은 화사한 색상의 남방을 입어주자. 그러나 섹시한 탑을 입는 것은 금물이다. 움직일 때마다 가슴이 보일 듯 말 듯하는 옷도 안 된다. 스커트는 좀더 격식을 갖춘 듯해서 좋고, 바지는 활동적으로 보여서 좋다. 물론 짧은 바지(7부 또는 9부 바지)도 금물이다.

❷ 아무리 더워도 샌들은 NO!

날씨가 더워지면 끈 없는 슬리퍼 스타일의 신발을 신는 직장 여성을 많이 본다. 프로로 보이고 싶다면 일하러 갈 때는 펌프스(정장용 구두)나 적어도 한쪽은 막힌 구두를 신어라. 슬리퍼는 프로가 신기에는 부적합해 보인다.

❸ 지나치게 편안한 차림은 곤란하다

니트에 바지 차림이나 카디건에 스커트 차림으로 고객을 만나는 것은 별로 좋지 않다. 일하는 여성의 이미지보다 주부의 모습으로 보일 수 있기 때문이다. 니트보다는 남방이나 블라우스 스타일이 좋다. 청바지나 잘 구겨지는 면바지는 가능한 피하자. 그리고 여름철에는 무릎까지 오는 반바지 스타일도 조심하자.

❹ 액세서리는 적당하게 착용하자

액세서리를 전혀 하지 않으면 너무 고지식해 보이므로 한 개의 액세서리로 포인트를 주는 것이 좋다. 근무 중에 너무 긴 목걸이나 늘어진 귀걸이는 어울리지 않는다. 단 당신이 패션 관련 산업에 있다면 괜찮다.

❺ 머리는 파마를 하되 손질을 잊지 말자

생머리를 길게 묶고 나가지 말자. 생머리는 청순해 보이지만 프로다워 보이지는 않는다. 파마를 하되 꼭 적당히 손질을 하자. 그래야 볼륨도 살고 원하는 스타일로 만들기도 쉽다.

❻ 머리의 염색은 너무 티나지 않게 하자

요즘은 천연의 머리색을 유지하는 사람을 찾기가 참 어렵다. 염색을 하는 것은 좋으나 지나치게 밝거나 갈색이 많이 나게 하는 것은 바람직하지 않다. 사람이 가벼워 보이기 때문이다. 프로는 너무 가볍지 않고 신뢰감을 주어야 한다. 그러나 유난히 검은 머리색을 지닌 사람은 고집스러워 보일 수 있으므로 약간만 색을 바꿔주는 것도 좋다.

❼ 메이크업은 가볍고 건강하게 하자

한국 여성의 화장은 대체적으로 진하다. 일하는 낮 시간에는 특히 눈 화장을 너무 강조하지 않도록 하자. 눈을 최대한 섹시해 보이도록 만드는 여성이 많은데 일할 때는 어울리지 않는다. 속눈썹을 붙이거나 아이라인을 너무 강하게 해서 눈 주변을 온통 까맣게 하지 말자.

전체적으로 건강하게 보이려는 것이 메이크업의 목적이다. 혈색 있게 보이도록 볼터치를 반드시 하고 립스틱은 밝고 건강해 보이는 핑크나 레드 계열을 선택하자. 누드빛이나 검은 톤의 립스틱은 곤란하다. 괴기영화를 찍을 게 아니라면 너무 진하고 칙칙한 립스틱은 바르지 말자. 사람들은 섹시한 여성이 아니라 프로여성을 원한다.

❽ 어깨를 강조하고 허리 굴곡을 살리자

어깨는 신체 중 사회적 파워와 활동량을 나타내는 곳이다. 이제 여성들도 남성들과 당당히 어깨를 나란히 하고 경쟁하는 시대이므로 강하게 보여야 할 때 어깨를 강조하는 옷을 입어준다. 물론 상황에 따라 여성스런 이미지가 더 설득력이 있다면 여성스럽게 입도록 하자.

❾ 섹시함은 참아주세요

얼마 전 모 세미나에 참석했는데 행사를 진행하는 담당 여성이 검은 색 민소매 원피스를 입고 있어서 자꾸만 그녀의 팔뚝으로 시선이 갔다. 공적인 자리에서의 옷차림으론 부적절해 보였다. 최대한 신체를 노출시키지 않는, 소매가 있는 스타일의 옷을 입어야 한다. 너무 몸매의 굴곡이 드러나는 옷도 곤란하다. 시선을 불필요하게 끌게 되기 때문이다. 최근에는 배꼽을 내놓는 게 젊은 여성들 사이에서 유행이다. 자신을 전시품처럼 전시하고 싶지 않으면 일하는 자리에서는 참아주기 바란다. 타인을 불편하게 하는 옷차림은 프로가 지향해야 할 것이다.

⑩ 공과 사를 구분하는 옷차림을 한다

활동적인 일을 하는 사람이 긴 스카프를 하는 것도 문제다. 일할 마음이 부족한 사람으로 보이기 때문이다. 너무 화려한 옷차림도 주의하자. 반짝이는 옷감이나 모피 종류, 혹은 가죽제품(거칠고 야성적인 이미지를 줘야 하는 경우가 아니라면), 꽃무늬 원피스는 곤란하다. 또 직장에서라면 주위 사람과 조화를 이루는 것도 중요하다. 그들과 너무 다르게 튀거나 고가의 옷은 자제하도록 하자.

:: 마음의 문을 여는 매력적인 목소리

많은 남성의 사랑을 한 몸에 받았던 클레오파트라는 음성이 매우 아름다워서 그녀와 대화를 나누고 나면 그 목소리와 대화의 부드러움에 푹 빠져버렸다고 한다. 알버트 메라비안 교수는 《인간의 커뮤니케이션》에서 말(7%)보다 소리(38%)의 영향력이 더 크다고 했다. 대부분의 사람들은 특별한 의미 없이 그냥 자기 소리를 내지만 음성은 얼마든지 바꿀 수 있다. 좀더 정확히 말하자면 자기 소리를 찾을 수 있다. 좋은 소리를 갖기 위해 누군가의 소리를 모방하는 것은 결코 바람직하지 않다. 사람의 소리는 심리적인 상태와 타고난 성격, 내면의 마음가짐, 현재 삶의 모습과 연관이 있기 때문이다.

특별히 뛰어난 외모를 지니진 않았지만 음성이 멋진 남성에게 여성들은 매료된다. 자상하고 부드러운 이미지의 대명사인 한석규가 좋은 예다. 그의 매력은 부담 없는 편안한 이미지와 그에 딱 어울리는 목소리에 있다. 성우 출신답게 뛰어난 발성과 대사연기, 부드럽고 편안한 목소리는 관객의 마음속으로 자연스럽게 스며들기에 충분하다.

'내 마음의 풍금'에서 17세 여학생 역을 무난히 소화해낸 전도연의 경우 그녀의 목소리가 나이보다 어린 역할을 잘할 수 있는 요소로 작용했다. 최지우는 너무 앳된 목소리 때문에 자연스런 음성을 내기 위한 훈련을 받았다고 한다.

연기자뿐만 아니라 사회생활을 하는 모든 여성들은 타인에게 설득력을 갖기 위해 자신의 목소리를 점검해볼 필요가 있다. 최근 상영된 영화 '오페라의 유령'에 나오는 프리마돈나의 목소리는 힘이 넘친다. 그러나 그녀가 노래를 하면 극장을 청소하던 중년의 여인들은 솜으로 귀를 틀어막는다. 음악을 이해하지 못해서라기보다 너무 억센 목소리가 듣기 거북했던 것이다.

목소리처럼 극 중에서 그녀의 성격은 매우 자기주장이 강하고 화를 잘 내며 제멋대로다. 갑작스런 사고로 그녀가 출연을 못하게 되자 극단의 무용수가 대신 배역을 맡게 되는데, 이 무용수의 노래는 많은 사람들의 찬사를 받는다. 맑고 순수한 영혼을 지닌 그녀의 아름다운 소리에 사람들이 매료되었기 때문이다.

소리는 그 사람의 성격을 반영한다. 그래서 좋은 소리를 지니기 위해서는 마음가짐과 사고방식이 달라져야 한다. 소리는 마음의 반영이면서 몸을 통과해서 나오는 것이기 때문이다. 그렇다면 좋은 소리란 어떤 소리일까?

좋은 소리란?

❶ 밝은 소리

소리가 슬픈 사람이 있다. 마음이 슬프면 소리도 슬프게 나온다. 밝은 소리는 밝고 긍정적인 성격을 가진 사람의 소리다. 또는 뭔가 기대감이나 희망에 찬 말을 할 때 누구나 소리가 밝아진다. 그리고 책을 읽을 때보다는 사람과 대화할 때 밝은 소리가 난다. 그러므로 강의나 프레젠테이션을 할 때는 청중과 말하듯이 해야 한다. 소리를 밝게 하기 위해서는 입 모양이 중요한데 입 꼬리를 가능한 옆으로 충분히 벌리면서 말하면 더 밝은 음성이 나온다.

❷ 탄력과 굴곡이 있는 소리

힘이 없고 축 늘어진 듯 한 소리는 사람의 마음을 강하게 당기기가 어렵다. 소리에는 적절한 힘과 굴곡이 있어야 생동감이 있다. 소리의 힘은 내면의 자신감과 확신에 영향을 받는다. 확실한 신념을 갖고 말할 때는 소리에 힘이 있다. 자기 경험을 말할 때 가장 힘이 있다. 그러므로 가능한 이론이나 타인의 얘기가 아닌, 자기의 얘기를 해야 한다. 굴곡이 없이 말하다보면 의미전달이 어렵고 바로 지루해지기 때문에 집중력을 떨어뜨린다. 적당한 굴곡을 주면서 말하는 연습을 하자.

❸ 명료한 소리

명확한 발음을 들었을 때는 기분이 좋고, 듣는 데 힘이 덜 들어간다. 웅얼거리거나 발음이 명료하지 않으면 듣기 위해 힘이 많이 들어가며 답답하다. 웅얼거리는 이유는 입 모양을 충분히 벌리지 않아서인데, 우선 몸의 컨디션이 좋지 않아서인 경우가 있다. 또는 내성적이거나 소심한 사람들은 말힐 때 입을 적게 벌린다. 머리의 에너지를 주로 사용하는 사고형인 경우도 생각하면서 말을 하게 되므로 입술을 많이 움직이지 않는다. 자기 확신이 없을 때도 소리가 작아지면서 웅얼거리게 된다. 말은 의미의 전달이 첫 번째 목표다. 입술과 입주변의 근육을 충분하게 움직이면서 말하도록 하자.

❹ 자연스러운 소리

예쁜 소리를 내기 위해 자기 소리가 아닌 가성을 내는 여성을 가끔 만난다. 대부분의 사람들은 자연스러운 모습에서 마음을 연다. 자기 소리가 맑고 청아하든 허스키하든 나름대로 다 매력이 있다. 타고난 자기의 소리를 그대로 낸다면 말이다. 그렇다고 우울하거나 화가 났을 때 그대로의 소리를 내라는 의미는 아니다. 자신의 타고난 소리를 가식적으로 가공하지 말라는 의미다. 용기 있게 자기의 소리를 내자.

❺ 안정감 있는 소리

안정감이 있는 사람의 소리는 부담이 없고 편안하다. 마음이 평정되었을 때의 소리이기 때문이다. 불필요하게 과도한 힘을 주지 않는 소리로 상대의 마음을 편안하게 만들어준다. 편안해지면 마음을 쉽게 열 수 있다. 그러기 위해서는 먼저 말하는 사람의 마음이 열려 있어야 한다. 내 마음이 편안한 상태면 상대도 그렇게 된다. 내 에너지가 불안하거나 과도하게 긴장되어 있으면 불안한 소리가 나오고 상대도 마음을 닫게 된다. 그러므로 안정된 소리를 위해서는 마음의 안정과 여유가 필요하다.

좋지 않은 소리란?

❶ 비음 섞인 소리

코에 문제가 있거나 어릴 때부터 응석 부리던 습관이 굳어져 비음 섞인 소리가 나는 경우가 있다. 이런 소리는 오래 들으면 거북하고 프로로 보이지 않는다.

❷ 금속성의 소리

말할 때 약간 쇠를 가는 듯한 소리가 나는 것을 말한다. 이 소리는 성격이 강하고 차가운 이미지를 준다. 여기에다 목소리까지 크면 더 강압적이면서 자기주장이 강한 인상을 주는데 오래 들으면 무척 피곤해지는 소리다.

❸ 속삭이는 소리

뭔가 나쁜 의도를 감춘 듯한 이미지를 줄 수 있다. 평소 말하기 훈련이 거의 없었던 사람이면서 혼자 생각을 많이 하는 사람이거나 내성적인 사람일 가능성이 높다. 정직하지 않아 보이므로 주의하자.

❹ 가늘고 높은 소리

이 소리는 탄력과 울림이 없다. 톤이 높아서 오래 들으면 거북하고 울림이 전혀 없어서 경박하거나 지적이지 않은 이미지를 줄 수 있다. 이런 경우 톤을 조금 낮추어 말하거나 호흡 훈련을 통해서 아랫배 부분으로 호흡을 하는 것이 필요하다.

❺ 혀 짧은 소리

발음 전달이 잘 안 되는 소리가 나오는 이유는 밀힐 때 혀의 위치에 문제가 있기 때문이다. 막내로 자란 사람들이 대부분인데 귀엽게 보이려고 혀를 자꾸 앞으로 내밀면서 말하다가 굳어진 경우다. 이때는 나무젓가락을 아랫니와 윗니에 물고 책 읽는 연습을 하면 도움이 된다.

:: 좋은 목소리를 내기 위한 훈련법

❶ 규칙적으로 운동하기

소리는 몸을 통해서 나오므로 운동을 통해 몸의 탄력이 높아지면 소리도 탄력적으로 변한다.

❷ 호흡 훈련하기

안정감 있는 소리를 내기 위해 가만히 앉아 아무 생각도 하지 않고 몸에 의식을 집중한다. 생각이 없어지고 몸에 의식이 올 때까지 기다린다. 이런 시간을 자주 가지면 안정감 있는 소리가 나온다.

❸ 산책하기

산책을 통해서도 호흡의 안정을 유도할 수 있다. 생각이 많아지면 근육이 긴장하고 소리가 가늘어지면서 불안정하게 나오는 것이다. 보통 걸음의 3배 정도 느리게 걸으면서 아무 생각도 하지 않고 눈에 들어오는 것을 보고 느낀다.

❹ 리딩 훈련하기

자리에 앉아 땅에서 10cm 정도 한쪽 다리를 들고 책을 읽는다. 소리가 명료해지면서 힘이 붙어 탄력적인 소리가 된다. 또는 일어서서 한쪽 다리를 구부려 들어올린 채로 책을 읽는다.

❺ 음주와 흡연 조절하기

목소리의 최대의 적들이다. 좋은 소리를 간직하고 싶다면 음주와 흡연량을 줄이거나 끊어야 한다.

❻ 충분한 휴식을 취하기

잠자는 시간만큼은 사념 없이 깊이 자야 한다. 자기 전에 수많은 고민이나 걱정, 화나는 일을 생각하다 잠들면 자면서도 머릿속이 맑지 않아 소리가 탁해지고 가라앉게 된다. 몸의 상태가 가장 좋을 때 가장 좋은 소리가 난다.

:: 남성들은 여성들의 우아한 자태에 매료된다

여성의 미모보다 더 중요한 매력 포인트는 자세에서 나오는 아름다움이다. 패션모델이 모두 빼어난 미인들은 아니지만 멋져 보이는 것은 잘 다듬어진 포즈 때문이다. 언젠가 홍콩의 영화배우 장만옥이 내한했을 때, 기자들과 인터뷰하는 시간을 가졌다. 그런데 그 자리에 있던 기자들 누구도 인터뷰 내용을 정확하게 기억하지 못했다고 한다. 여자 기자들은 그녀의 완벽한 미모에 정신이 울렸고, 남자 기자들은 다리를 꼬고 앉은 그녀의 자극적인 모습에 넋이 나가 본연의 임무에 집중할 수 없었다고 고백했다.

남성들은 단순히 예쁜 얼굴보다 어떤 자세를 취하건 그 자태에서 우아함과 여성스러움이 묻어나는 전체적인 조화에 매료된다. 그러나 똑같은 동작도 여성에 따라 전혀 다르게 표현된다. 따라서 매력적인 이미지를 느끼게 하는 자세 또한 어느 정도의 훈련이 필요하다. 그리고 늘 타인의 시선을 의식하는 것이 중요하다. 함부로 다리를 꼬거나, 뒤로 기대앉거나, 구부정하게 등을 숙이고 걷는 여성은 이미 숙녀 되기를 포기한 것이나 다름없다. 언제 어디서든 자신의 자세에 긴장을 늦추면 안 된다.

기본자세는 서 있는 자세에서 시작한다. 서 있을 때 자세가 반듯해야 걸을 때도 아름답기 때문이다. 먼저 벽 앞에 반듯하게 서보자. 그리고 벽에 발꿈치와 엉덩이와 등을 붙인다. 어깨는 완전히 붙지 않을 것이다. 머리 역시 붙지 않을 수 있다.

그 상태에서 우선 배에 힘을 준다. 그러면 배와 엉덩이가 약간 단단해진다. 그리고 앞으로 나와 있는 고개를 뒤로 보낸다. 이때 머리 위에서 자신의 머리카락을 잡아당긴다는 생각으로 선다. 어깨는 힘을 빼고 편안하게 내린다. 턱은 절대로 숙이지 않는다. 정면에서 약간 위를 보는 정도가 가장 적당하다. 그리고 가슴은 약간 위로 들어올리는 기분으로 선다.

이제 벽에서 떨어져 한 발자국 앞으로 나와 바로 선다. 이것이 기본자세다. 늘 이 자세를 기억하고, 흐트러지지 않도록 하자.

:: 매력 넘치고 세련된 자세 만드는 법

❶ 아름다운 걸음걸이

한때 미국 여성들 사이에서는 마릴린 먼로처럼 엉덩이를 흔들면서 걷는 '먼로 워킹'이 유행했다. 걸었다. 그러나 이 걸음은 섹시해보이기 이전에 자칫 천박해보이기 십상이다. 걸을때는 무게중심이 아랫배에 있기 때문에, 엉덩이의 움직임을 최소화하는 것이 좋다. 배에 힘을 주고 걷되, 다리나 어깨 혹은 머리가 먼저 나가지 않도록 주의하라. 상체가 일직선이 되어서 함께 나가도록 한다. 마치 뒤에서 바람이 내 몸을 밀어주는 듯한 느낌으로 걷는 게 좋다. 무엇보다 중요한 것은 무릎을 구부리지 않는 것이다. 그리고 양 무릎을 살짝 스치면서 11자로 걷는다.

일직선으로 걷게 되면 몸이 뒤뚱거리게 된다. 평소 보폭보다 조금 넓게 걸으면 활기차고 자신감이 있어보인다. 발꿈치가 먼저 땅에 닿아야 하고 발 앞부분이 땅을 바라보도록 한다. 이때 팔의 움직임도 자연스러워야 하는데 앞으로 30° 각도, 뒤로 10° 각도 정도로 움직여준다.

❷ 세련된 자세

흔히 의자에 앉을 때는 자세에 소홀해지기 쉽다. 의자에 앉을 때 우선 엉덩이를 가능한 의자 깊숙이 넣고 반드시 허리를 편다. 등과 등받이 사이에 주먹이 하나 들어갈 정도로 앉는 것이 가장 적당하다. 이때 무릎을 구부리는 각도는 90° 이상이 되도록 한다. 대중교통을 이용할 때나 공적인 자리에서는 다리를 꼬지 말라. 다리가 더 짧아보일뿐더러 경망스럽기까지 하다. 편안한 자리일 때 다리를 꼬고 발끝을 곧게 펴면 아주 세련된 포즈가 된다. 단, 짧은 스커트를 입고 다리를 꼬아서 계속 스커트를 잡아당기는 행동은 꼴불견이므로 조심하자.

❸ 식사할 때

대부분의 사람들은 식사할 때 고개를 푹 숙이고 음식을 따라 고개를 움직인다. 이러한 모습은 품위가 없어보인다. 사람이 음식을 따라가는 것이 아니라, 음식을 입으로 가져와야 하는 것이다.

영화 '프린세스 다이어리'에서 주인공 여고생이 공주수업을 받는 장면이 있다. 식사 매너를 가리키는 부분에서 그녀의 상체와 의자를 스카프로 동여맨 채 식사를 하도록 하는데, 한동안 그녀는 포크를 들고 힘들게 음식을 집는 동작을 하며 자세를 익혀나간다. 그것은 등을 구부리고 식사하는 습관을 고쳐주기 위한 것이다. 물론 자세뿐 아니라 소리도 가급적 최소화하는 매너를 잊지 말자.

❹ 우아한 몸짓

여성의 동작이나 몸짓은 다음 동작으로 이어질 때까지 자연스러운 게 좋다. 함부로 뛰어다니거나 급한 동작을 하면 자칫 경박해보일 수 있다. 머리를 매만질 때, 자리에서 일어설 때, 뒤를 돌아볼 때도 천천히 흐름을 느껴야 그 모습이 더욱 우아해보인다. 문을 여닫을 때도 잠시 망설이는 듯한 여유가 필요하다.

❺ 스커트를 입었을 때

특히 스커트를 입고 앉아 있을 때는 반드시 무릎을 붙이도록 한다. 앉았다가 일어날 때 역시 무릎을 붙여서 움직이도록 한다. 걸을 때도 무릎을 벌리면서 걷는 여성들이 많은데 가능한 무릎을 스치면서 걷도록 한다.

주의해야 할 자세

❶ 비딱한 고개

비판적이고 부정적인 성격으로 보일 수 있으니 고개를 반듯하게 유지하도록 거울로 자신의 자세를 점검하자.

❷ 너무 뒤로 젖히는 자세

지나치게 자신감이 넘쳐서 오만한 사람의 자세다. 자신감은 있어보이게, 그러나 거부감을 주지 않도록 겸손한 자세를 만들자.

❸ 팔짱을 끼는 자세

역시 거만하거나 매우 부정적인 사람으로 보인다. 마음을 쉽게 열지 않겠다는 몸의 언어이기도 하므로 팔짱은 풀도록 하자.

❹ 턱을 드는 자세

건방지게 보일 수 있다. 턱은 당겨서 수평으로 만드는 것이 좋다. 반대로 너무 고개를 숙이는 것도 자신감이 없어보이므로 좋지 않다.

❺ 질질 끌면서 걷는 동작

긴장감이 없고 풀어져 보이므로 활기차고 가볍게 걷도록 하자.

❻ 늘어진 동작

어깨가 늘어지거나 전체적으로 몸을 축 늘어뜨리고 다니는 것을 의미한다. 일이 잘 안 되거나 의기소침해 있을 때 나오는 동작이다. 이럴 때일수록 당당하고 힘 있는 자세를 취하자.

❼ 어깨를 많이 흔드는 자세

적당히 흔드는 것은 횔달한 성격의 소유자로 보일 수 있지만 여성이 너무 많이 움직이면 거칠게 보이고 여성다운 매력이 없다. 아주 가볍게 흔들도록 하자.

:: 색깔로 나를 표현한다

우리는 하루에도 수많은 색을 접한다. 개인의 이미지를 연출하는 데 있어서도 색은 빼놓을 수 없는 중요한 요소다. 사람이 시각적인 정보를 받아들일 때 가장 먼저 색을 보게 되기 때문이다. 자신이 좋아하는 색의 옷을 입으면 기분까지 좋아지고, 색을 마음뿐만 아니라 신체에도 적용해서 몸의 치료에도 활용하기도 한다. 최근에는 음식에까지 색의 개념을 도입해 식탁을 꾸미는 데 색을 이용한 코디네이션을 시도하였고, 얼마 전 TV방송에서는 음식과 색에 관한 특집방송을 하기도 했다.

그야말로 색채 혁명이 일어나고 있는 것이다. 개인의 경우에는 자신이 표현하고자 하는 색을 의도적으로 입어주는 방법이 있고, 자신의 타고난 신체 색상에 맞는 색을 찾아 입는 방법도 있다. 먼저 색이 가지고 있는 이미지에 대해 알아보자.

RED 빨강

빨강은 정열, 열정, 힘, 에너지를 상징하는 색이다. 강렬한 이미지 때문에 눈에 쉽게 띄며 활동적이고 역동적으로 보인다. 빨간 색의 타이를 매거나 빨간색 옷을 입으면 매우 자신감이 있어보이고, 또 자신감 있는 사람만이 빨강을 입을 수 있다. 빨강을 좋아하는 사람들은 에너지 레벨이 높고 행동이 적극적이며 자발적이다. 그리고 자기표현도 잘해서 말수가 많다. 내가 만난 CEO 중 빨간 색을 좋아하는 사람이 꽤 있는데, 지나치게 빨강을 좋아하는 사람은 약간의 공격성이 있기도 하다. 또 화를 잘 내며 급한 성격의 소유자가 많다.

평소 빨강을 좋아하지 않다가 빨강에 끌리기 시작했다면 내면적으로 자신감이 생기거나 혹은 신체적으로 에너지 레벨이 상승하는 시점이다. 내성적이고 소심해보이거나 얼굴의 이목구비가 뚜렷하지 않아서 눈에 잘 띄지 않는 사람이라면 의도적으로 빨강을 입어보라고 권하고 싶다. 자신감이 강해질 것이다.

BLUE 파랑

파랑은 채도와 명도, 즉 톤에 따라 그 이미지가 다르다. 파스텔 톤의 파랑은 젊고 부드러운 이미지를 준다. 흰색이 별로 안 섞인 선명한 파랑은 한국 남성들이 대부분 좋아하는 색인데, 이성적이고 지적인 활동을 많이 하는 사람의 색이다. 머리의 에너지를 많이 쓰는 사람의 색이라는 의미다. 이 색을 선호하는 사람은 내성적인 편으로, 활달하거나 외향적으로 사람과 교제하지 않는다. 차분하며 생각이 깊고 자기표현이 절제되어 있어 말수가 적은 편이다.

아주 진한 감색을 선호한다면 자주 우울한 기분에 빠지는 기질이 있는 사람이다. 그러나 맑은 파랑을 좋아한다면 어린아이 같은 면이 있을 수도 있다. 비즈니스 웨어에서는 다른 색이 섞인 다양한 파랑이 가장 유용한 색이다. 파랑과 회색을 섞으면 아주 훌륭한 비즈니스 웨어의 색상이라고 할 수 있다.

샤프하고 깔끔한 이미지를 주고 싶다면 다양한 파랑을 잘 활용하자. 그러나 감색은 자칫 입은 사람을 무겁고 융통성 없어 보이게 할 수도 있으니 주의하자.

YELLOW 노랑

노랑은 의상에서 그다지 많이 사용하지 않았으나, 최근 들어 색상의 사용이 다양해지면서 봄과 여름에 걸쳐 매우 많이 활용하고 있다. 명도가 가장 높은 노랑은 산뜻하고 귀여운 이미지를 준다. 희망과 개혁을 의미하는 노란 색은 어떤 변화를 주고 싶을 때나 타인의 시선을 끌고 싶을 때 사용하면 좋다. 실제로 아이들이 그림에 노랑을 많이 쓰는 경우는 "나 좀 봐주세요. 나에게 관심과 사랑이 필요해요"라고 말하고 있는 것이다. 노랑은 자기 확장, 자기 어필의 심리를 나타내기 때문이다.

만약 정치인이 기존의 이미지를 벗고 새로운 희망으로 자신을 표현하고 싶다면 노란 색을 이용하면 좋다. 노란 색은 입은 사람을 젊고 순수하게 보이게 한다. 검정이나 흰색과 매치시켜서 연출해보자. 시선을 끌거나 밝고 환한 인상을 주는 데는 최고의 효과를 볼 수 있다.

BLACK 검정

검정은 가장 어둡고 무거운 색으로 힘과 권위를 나타낸다. 가능한 사용하지 않았으면 하는 색이기도 하다. 너무 무거운 분위기를 주게 되므로, 예를 갖춰야 할 때 적당한 복장이다. 과거에는 조폭들이 즐겨 입었고 타인에게 위압적인 분위기를 연출하는데 많이 사용되었다.

여성들은 누구나 검정색 정장 한 벌 정도는 가지고 있을 것이다. 너무 무겁지 않게 흰색이나 기타 여러 색과 조화를 이루도록 한다. 조금 근엄하거나 격식 있게 보이고자 할 때 검정을 사용하면 시선을 끄는 데 좋다. 액세서리로 악센트를 주고 메이크업은 최대한 흐리게 하는 것이 좋다.

VIOLET 보라

보라는 귀족적인 색이다. 보라를 입으면 세련되고 우아해보이거나 신비하게 보인다. 보라를 좋아하는 사람들은 예술가적 기질이 있으며 개성이 강하고 예민하다. 대인관계는 그다지 원활한 편이 아니다. 그래서 다른 사람과 화합하고 싶다면 보라는 입지 않는 것이 좋다. 그러나 무대에 서는 사람이거나, 다른 사람과 차별화된 나만의 이미지를 연출하고 싶다면 보라로 연출하라. 보라를 지나치게 좋아한다면 주변 사람에게 매우 특이하다는 말을 많이 듣는 사람일 것이다.

:: 내게 어울리는 컬러를 찾는다, 퍼스널 컬러 시스템

자신의 고유 피부색과 눈, 머리색에 어울리는 색상을 퍼스널 컬러라고 한다. 퍼스널 컬러 시스템은 사람을 4가지 계절, 10가지 패턴으로 나눈다. 계절로는 봄, 여름, 가을, 겨울사람으로 나누며 다시 10가지 패턴으로 나누기 위해서는 5가지 이미지로 구분한다.

❶ SOFT

부드러움이 가장 강한 특징이다. 눈빛이 부드럽고 시선이 강하지 않다. 검은 동자의 경계가 명확하지 않으면서 눈동자가 아주 검지 않고 갈색이 돈다. 머리도 진한 갈색이거나 밝은 갈색으로 윤기가 별로 없는 편이다. 피부는 흰 편이나 맑고 투명한 느낌이 아니라 뽀얀 느낌이다.

소프트는 다시 여름과 가을로 나눈다. 여름사람은 차가운 계열의 중간 톤이, 가을 사람에게는 따뜻한 색 계열의 중간 톤이 어울린다.

소프트에 해당하는 사람은 중간 톤의 색이 잘 어울린다. 그래서 파스텔 톤의 옷을 입었을 때 가장 자연스럽다. 너무 선명하거나 무거운 색은 얼굴을 검게 만든다.

연예인 _ 배용준, 류시원, 전인화, 김미숙, 류호정, 이영애 등

❷ CLEAR

클리어는 따뜻한 클리어인 봄과 차가운 클리어인 겨울로 나뉜다.

클리어의 특징은 선명함과 맑음이다. 눈동자가 유난히 빛난다. 별빛 같은 눈동자라고 할까? 눈동자의 경계도 뚜렷하다. 봄은 갈색이 조금 돌고, 겨울은 아주 검은색이거나 가끔 갈색의 눈인 경우도 있다. 머리카락은 윤기가 있고 찰랑찰랑하며, 피부도 얇으면서 투명하고 반짝임이 있다. 이 사람에게는 선명하거나 투명한 색이 어울리고, 또 그러한 색을 선호한다. 광택이 있는 질감도 선호한다.

봄의 클리어는 연두, 웜핑크, 산호색 중 채도가 높은 색이 어울리고, 겨울의 클리어는 흰색, 검정을 비롯해 차가우면서 선명한 색이 잘 어울린다. 봄 사람은 그다지 체구가 크지 않고 동안이며 귀엽고 깜찍하게 생겼다. 그에 비해 겨울의 클리어는 이목구비와 체격이 큰 편이다.

연예인 _ 강수연, 조여정, 김찬우, 한가인, 김혜수 등

❸ WARM

웜에 해당하는 사람은 보통의 한국 사람과 피부, 눈동자, 머리카락의 색이 다르기 때문에 금방 알 수 있다. 어릴 때 외국 사람이라고 놀림을 받았거나 염색을 안 해도 염색한 머리로 오해를 받는다. 아주 희거나 노란(아이보리) 색의 피부에 눈동자와 머리가 외국인처럼 밝은 갈색이다.

또 하나의 특징은 얼굴이 늘 붉다는 것이다. 뺨이 자주 붉어진다면 웜에 해당한다. 이 사람들은 화려한 색상을 좋아한다. 이들은 잘 웃고 성격이 낙천적이고 외향적인 편이다. 웜은 다시 봄과 가을로 나뉘는데, 웜 봄이 훨씬 더 외향적이고 활달하며 웜 가을은 조금 차분한 편이다.

옐로나 그린이 많이 들어간 색 중 색상이 화려한 것이 어울린다. 또 너무 선명하거나 맑은색 보다는 부드럽거나 조금 탁한 색이 더 잘 어울린다. 봄은 노랑, 금색, 연두, 카키, 카멜, 아이보리 등 아주 가볍고 명도가 높은 색이 어울린다. 가을은 봄에 비해 명도가 조금 떨어지는 옐로나 갈색이 많이 들어 있는 색이 어울린다.

웜에 해당하는 연예인은 많지 않다. 웜의 특징은 워낙 쉽게 구분되므로 독자들이 스스로 알아낼 수 있을 것이다.

❹ COOL

쿨은 차가운 색이 어울리는 사람으로 피부는 희거나 푸르스름하거나 누렇다(아이보리가 아닌 동양인 특유색). 머리는 검은 색이 많이 보이고, 눈동자도 검은 색에 가까우면서 시선에 힘이 강하다. 웜과 마찬가지로 얼굴이 자주 붉어지거나 늘 붉다. 피부가 그다지 깨끗하지 않은 편으로 잡티가 많거나 거칠다.

피부는 하얗기도 하지만 검을 수도 있다. 쿨은 다시 여름과 겨울로 나눈다. 여름은 겨울에 비해 머리숱이 적고 조금 가볍다. 겨울은 머리숱이 많고 전체적인 분위기가 무겁다. 이 사람들에게는 기본적으로 블루 베이스의 색이 어울리는데, 원색의 비비드 톤이 대체로 잘 어울린다고 보면 된다. 유난히 명확한 색을 좋아하고 푸른 색 계열을 좋아한다. 갈색은 이들에게 치명적이다. 얼굴을 누렇게 떠보여 촌스럽게 보이게 하기 때문이다. 얼굴이 붉고, 머리와 눈동자가 검은 색이면서 눈빛이 강한 편이라면 쿨이라고 보면 된다.

유명인 _ 차인표, 노무현(쿨이면서 상당히 부드러운 이미지가 강함), 심혜진, 조재현 등

❺ DEEP

딥의 특징은 무겁다는 것인데, 머리숱이 유난히 많고 눈썹도 진하다. 머리숱이 일반인의 두세 배 정도 된다. 피부는 희거나 안색이 밝지 않고 탁하면서 두껍다. 눈동자는 진하면서 상당히 무거운 느낌이 강하다. 여성은 중성적인 이미지가 강하고 목소리가 탁하고 무겁다. 남성은 체격이 크기보다는 작으면서 체격이 좋은 사람이 많다. 갈색이 도는 머리라면 가을이고, 검은 머리라면 겨울이다. 이 사람들에게는 그들이 가진 이미지 그대로 무겁고 강한 색이 어울린다. 검은 색에 가까운 색일수록 얼굴색은 밝아진다. 너무 밝거나 투명한 색을 입으면 어딘지 부족하고 아픈 사람처럼 보인다.

유명인 _ 박근혜, 전원주, 최민식 등

가장 자기다운 이미지를 연출하는 것이 최선의 이미지 메이킹이다. 유행이나 계절에 어느 정도 보조를 맞춰야 하지만 평생 변하지 않는 우리의 머리, 눈, 피부색에 맞는 퍼스널 컬러를 찾아 연출해주는 것이 각자가 타고난 독특한 아름다움을 연출하는 데 가장 효과적인 방법이다. 가능한 자신에게 어울리는 색을 입자. 그러면 얼굴이 밝고

환해지며, 눈은 총명해지고 입술색이 선명해지면서 건강하고 자신감 넘치는 얼굴이 될 것이다. 기존에 있던 옷의 색이 안 맞는다고 걱정할 필요는 없다. 스카프나 숄을 잘 활용하면 된다.

낮 시간에 맨얼굴에 의상을 대보고 얼굴색이 변하는 것을 살펴보면서 자기 진단을 해보자. 먼저 금색과 은색을 대보고, 옐로 레드(노랑이 들어간 빨강)와 블루 레드(흔히 우리가 빨강이라고 알고 있는 것)를 대보자. 이때 금색이나 옐로 레드가 어울리면 봄이나 가을사람이고, 다른 두 색이 어울렸다면 여름이나 겨울사람이다.

계절을 찾았으면 다섯 가지 이미지 중 어느 쪽인가를 생각해보자. 그러면 쉽게 10가지 패턴 중 어디에 해당하는지 찾을 수 있을 것이다. 앞으로 이미지를 연출할 때는 자기 색을 가능한 입어서 더 아름답고 매력적으로 연출해보도록 하자.

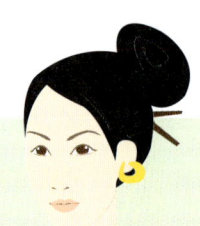
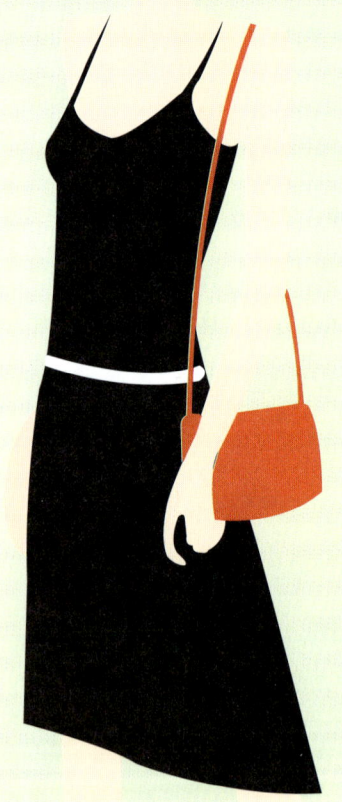

우리가 꿈을 이룰 확률은 50%다.
하지만 노력을 통해 50%를 51%로 만든다면
나의 운명은 달라질 것이다.

_ 렌키

현명한 사람은 기회를 찾지 않고,
기회를 창조한다.

_ 프란시스 베이컨

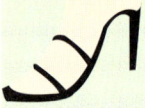
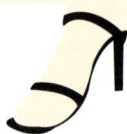

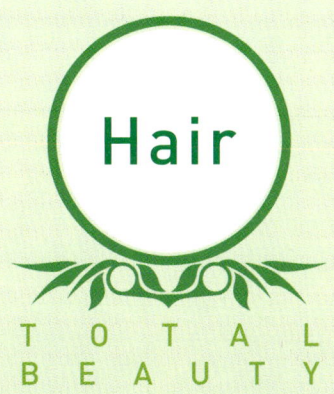

Hair

**TOTAL
BEAUTY**

찰랑거리는 머릿결의 유혹

모발이 건강해야 스타일이 산다 • 내 스타일에 맞는 헤어스타일링 제품과 사용법 • 건강한 머릿결을 위한 올바른 생활 습관 • 계절별 모발 관리 요령 • 머릿결을 망치는 습관 • 그녀에게 일어날 수 있는 일? 탈모! • 깔끔한 여성의 적! 비듬퇴치 • 올바른 샴푸의 선택법 • 내 얼굴에 어울리는 헤어스타일 찾기 미용실 100% 이용하기 • 곱슬머리 헤어스타일링 비법 • 셀프 헤어드라이 방법 • 남자가 좋아하는 여자 헤어스타일 BEST 3 • 여자가 좋아하는 여자 헤어스타일 BEST 3

● Hair adviser 이철 헤어커커의 이창래 부원장

이철 헤어커커

이철 헤어커커의 Hair styling, Make-up, Body care는 고객과 1:1 Communication을 통한 서비스로 많은 여성들에게 높은 호응을 받고 있다. Total Beauty Comnmunity를 추구하는 이철 헤어커커는 현재 영국 및 전국에서 55개점을 오픈 운영중이며, Hair style 뿐만 아니라 Life style을 가꾸는 기업을 지향해가고 있다.

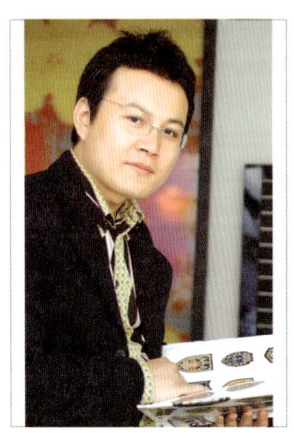

이창래 부원장

로레알 컬러 트로피 헤어쇼 및 서울 도쿄 헤어 컬렉션에 한국 대표로 참가한 바 있으며, Vidal Sassoon Post Graduated(대학원 과정) course 및 TONI&GUY Advanced course를 수료했다. 현재 K.H.A.L.A 교육담당과 이철헤어커커 Creative Academy 부원장을 역임하고 있다.

:: 모발이 건강해야 스타일이 산다

모발은 그 사람의 인상을 결정짓는 데 상당히 중요한 비중을 차지한다. 뿐만 아니라 모발은 보호 기능, 장식적 기능, 감각 작용, 배설 기능 등 여러 가지 기능을 갖고 있지만 현대 여성들은 모발의 소중함을 잘 모르고 모발 관리를 소홀히 하고 있다. 현대 사회에서 건강한 모발을 유지하고 멋스러운 헤어스타일을 연출하기란 상당히 어려운 일이다. 과다한 스트레스, 다이어트, 잦은 염색, 공해, 음주, 흡연 등으로 우리의 모발은 힘겨워하고 있는 것이다.

아름다운 모발은 윤이 나고 적당한 수분을 함유한 건강한 모발이라고 할 수 있다. 모발은 피부와 같이 손상받기는 쉬우나 회복되기까지는 몇 배의 노력과 시간을 투자해야 하고, 일단 손상된 모발은 원래의 건강한 모발로 회복시키기가 사실상 힘들다. 모발은 자연 치유 능력이 없다는 것을 꼭 기억해두자.

아름다운 헤어스타일을 연출하기 위해서는 건강한 두피와 건강한 모발을 유지하는 것이 매우 중요하다. 우선 건강한 모발 관리는 자신의 모발 타입을 정확하게 아는 것부터 시작한다. 모발의 종류는 건조모(dry hair), 다공성모(porous hair), 손상모(damaged hair), 민감모(sensitized), 부서지기 쉬운 모(brittle hair), 저항모(resistant hair)로 분류되며 긱 모질의 특성에 따른 샴푸와 린스의 선택, 그리고 스타일링 제품을 잘 사용하므로써 건강한 모발을 유지할 수 있다.

그러나 대부분의 사람들은 자신에게 어울리는 헤어스타일에만 관심을 가질 뿐, 두피와 모발의 건강에 대한 정보는 부족한 듯하다. 사용하는 샴푸와 두발 제품만 봐도 그렇다. 각 가정에서 사용하는 화장품은 어머니, 언니, 동생이 각자의 취향과 피부 타입에 맞추어서 각기 다른 제품을 사용하고 있지만 헤어 관련 제품은 온 가족이 같은 제품을 사용하고 있다. 가족들이 각기 다른 피부 타입을 가지고 있다면, 머리카락과 두피 또한 각기 다른 타입이라고 할 수 있다.

요즘은 다양한 헤어 제품과 기능성 제품을 쉽게 접할 수 있다. 제일 좋은 방법은 미용실에서 전문가들의 조언을 듣고 구입하는 것이 바람직하며, 고가의 제품이 무조건 좋은 제품이라고 생각하면 안 된다. 각 제품의 기능을 꼼꼼히 체크하고 구입하는 지혜가 필요하다.

헤어 제품의 제품별 성장을 보면 소비자들의 성향을 짐작할 수 있다. 헤어 케어 제품 중 컨디셔너의 판매량은 최근 몇 년 사이 샴푸보다 더 많은 성장을 보이며 현대인의 필수품으로 자리매김하고 있으며, 헤어 케어에 대한 관심이 점점 높아지고 있다.

:: 내 스타일에 맞는 헤어스타일링 제품과 사용법

많은 종류의 헤어 스타일링 제품 가운데 자기 자신에게 알맞은 제품을 선택하는 방법에는 두 가지가 있다. 모발 보호를 우선시한 제품을 선택하는 방법과 스타일의 고정을 우선시한 제품을 선택하는 방법이다.

모발 보호에 치중한 제품이라면 웨이브 모발인지, 염색 모발인지 혹은 스트레이트 모발인지에 따라 선택할 수 있다. 하지만 이들은 모발 보호 제품으로 고정력이 없거나, 있더라도 약하다는 단점이 있다. 장점이라면 모발 보호와 함께 윤기나 부드러움을 충분히 살려주어 모발이 건강하게 보이도록 한다는 것이다.

스타일의 고정을 우선시한 제품은 일반적으로 hard한 것과 soft한 것으로 구분하지만, 이보다는 heavy한 제품과 light한 제품으로 구분하여 선택하는 것이 좋다. 가령 아주 가는 모발이나 긴 웨이브 모발에 무거운 제품인 젤을 쓴다면 모발을 세우더라도 고정이 안 되고 웨이브도 자연스럽지 않고 늘어져 보일 것이다.

이처럼 어떤 것을 목적으로 모발에 맞는 제품을 선택하는가가 아주 중요하다. 아무리 비싸거나 좋은 제품도 자신에게 맞지 않은 제품이라면 무용지물이 된다.

제품을 heavy한 것과 light한 제품으로 구분하면 다음과 같다.

❶ heavy한 제품

젤

젤은 촉촉한 타입이면서도 건조하면 굳어서 강한 세팅력을 지닌다. 물로 적시면 스타일링을 다시 할 수 있고, 모발에 촉촉한 광택과 힘을 주는 스타일링 제품이다. 젖은 모발이나 마른 모발에 모두 사용할 수 있으며, 헤어스타일을 오랫동안 지속시키면서 윤기 있는 모발을 연출한다. 샴푸 시 쉽게 제거된다.

● 사용법 : 굵은 모발에 사용하면 좋은데, 머리를 세우고 싶을 때는 모발의 끝부분에 바르고, 머리를 깨끗하게 붙이고 싶을 때는 모근 부분에 바른다.

글레이즈

세팅력은 강하시만 건조하면 모발이 푸석푸석해져 광택도 둔화되는 젤의 단점을 없앤 것이 장점이다. 물 대신 고급 습윤제를 배합, 공기 중의 수분을 흡수하는 작용을 활용해서 촉촉하고 광택 있는 모발 상태를 유지하면서 모발이 딱딱하게 굳지 않도록 하는 제품.

● 사용법 : 젤과 동일

왁스

요즘 가장 많이 쓰이는 헤어 왁스는 다양한 타입의 제품들이 있으며 자유로운 헤어스타일 연출에 적격인 스타일링 제품으로 수시로 스타일링을 바꿀 수 있다. heavy한 왁스는 많은 유분이 포함되어 촉촉하고 윤기있어 보이지만 잘못 사용하면 머리가 뭉쳐서 기름져보이고 샴푸 시 잘 빠지지 않아 2회 정도의 샴푸가 적당하다. 물에 잘 녹는 제품이 좋다.

● 사용법 : 손톱만한 크기로 덜어서 손바닥 전체로 비빈 후 모발 전체에 고루 바른다. 이때 모근 부분부터 바르고(모발을 세울 경우) 점차 모발을 정리하여 스타일을 연출한다.

❷ light한 제품

무스

무스는 사용이 간편한 거품 타입의 스타일링 제품으로 어떤 모발에나 사용할 수 있으며, 윤기 있고 볼륨감이 풍부한 헤어스타일이 가능하다. 빗질을 하거나, 드라이 및 세팅을 할 때 사용하면 손쉽게 다양한 헤어스타일을 연출할 수 있고 hard type과 soft type이 있다.

● 사용법 : 약간 웨이브나 컬이 있는 짧은 머리는 샴푸를 한 후 물기를 어느 정도 닦아 낸 후에 전체적으로 무스를 골고루 바른다. 그리고 손가락으로 원하는 헤어스타일을 만든 후에 굵은 빗으로 마무리한다.

머릿결이 가늘고 숱이 적은 사람이 사용하면 효과적이다. 무스를 바르고 드라이어로 말린 다음 목 부분에서 모근 쪽으로 브러싱하면 숱이 많아보인다. 앞머리를 뾰족하게 세우고 싶을 때는 모발의 끝 부분에 무스를 바르고, 모발을 두피에 붙이고 싶을 때는 모근부터 바른다.

헤어스프레이

헤어스타일을 만드는 과정이나 완성 후에 모발의 형태를 고정하기 위해서 사용되며 에어졸, 분사형 등 여러 가지 제형이 있다. 헤어스프레이는 정발력이 매우 뛰어나고 모발 표면에 광택을 주며, 특히 바람이나 습기가 많은 날에도 스타일을 고정해 준다.

● 사용법 : 머리에서 15~20cm 정도 떨어져서 사용한다.

에센스(세럼)

에센스나 세럼은 성분이나 역할이 약간 다르지만 비슷하게 생각해도 무방하다. 식물성 오일 성분으로 모발에 윤기와 부드러움을 준다. 또 실리콘 성분이 모발 끝이 갈라지는 것을 방지하고 자외선으로부터 모발을 보호해준다.

● 모든 스타일링 제품은 모발을 기준으로 하고 두피에는 닿지 않도록 한다.

헤어 트렌드에 있어서 가장 실질적인 주인공은 바로 스타일링이다. 스타일링제의 가장 큰 역할은 볼륨감과 자연스러움, 그리고 모든 머리카락의 구조를 부드럽게 유지하는 것이다. 스타일링이 나쁘거나 사용하는 제품이 적당하지 않다면 완벽한 커트에도 불구하고 효과가 급격히 떨어진다. 따라서 미용실에서 스타일리스트들에게 모발을 건조하고 난 후 어떠한 스타일링 제품을 사용해야 하는가에 대해서도 충분히 조언을 받을 필요가 있다. 이는 매우 중요한 문제이다.

:: 건강한 머릿결을 위한 올바른 생활 습관

매일 감는다?

정상적인 머리카락의 경우 이틀에 한 번씩 샴푸하는 것이 좋다. 그러나 피지 분비량이 많아 금세 끈적이는 사람은 매일 감아야 한다. 하지만 두피의 피지를 너무 많이 제거하면 머리카락이 건조해지거나 비듬이 생기는 원인이 되므로 조심한다.

젤이나 무스 등을 바른 상태로 그냥 자면 머리카락이 손상될 수 있으니, 감은 후에는 꼭 말리고 자도록 하자. 젖은 상태로 자면 습기로 인해 비듬이 생길 수 있고, 머리카락이 서로 엉켜 큐티클 층이 상하기 쉽다.

샴푸는 손에서 먼저 충분히 거품을 내어 사용한다

머리의 불순물이 거품에 묻어 떨어지므로 거품은 충분히 내는 것이 좋다. 이때 머리에 샴푸를 바르고 거품을 내지 말고 손에서 충분히 거품을 낸 다음 머리 구석구석에 바르는 것이 좋다. 풍부한 거품과 함께 두피를 마사지한다는 느낌으로 손가락 지문을 이용하여 튕기듯 가볍게 쥐었다 놓는다.

모발의 구조

건강한 두피의 모발은 한 달 평균 약 1.25cm 성장한다. 모발의 성장률은 신체 부위에 따라 그리고 인종, 나이에 따라 약간의 차이를 보인다.
모발의 평균 수명은 3~5년이며 모발의 수는 약 10만개 정도다. 굵기는 대략 0.05mm~0.15mm로 동양인의 평균은 0.08mm정도 된다고 한다. 수치나 시각적으로 보면 모발은 매우 간단하고 약해보이나 자세히 들여다보면 매우 복잡하다. 그러므로 우리가 멋을 내기 위해서는 계산에 맞춘 작업이 되어야 하며, 성질을 알지 못하는 상태에서 작업을 행하게 되면 많은 시행착오를 거쳐야만 할 것이다.
여기에서는 모발의 구조적인 부분에 대해 조금 더 자세하게 알아보도록 하자.
그림은 모발의 종단면인데, 모발은 크게 세 부분으로 나눌 수가 있다.

샴푸 선택은 신중히

머리 감을 물의 온도는 체온보다 약간 높은 37℃ 정도, 즉 손을 대보았을 때 약간 따뜻한 정도가 좋다. 너무 뜨거운 물로 머리를 감으면 두피에 남아 있어야 할 기본 유분기마저 제거되어 머릿결이 거칠고 푸석푸석해지기 쉽다.

샴푸는 본인의 두피 상태와 모발 상태를 충분히 고려해 제품을 선택해야 한다. 지성두피에 건성모발, 건성두피에 건성모발, 지성비듬두피와 건성모발, 건성비듬두피와 건성모발, 탈모두피와 건성모발 등 개인별 두피, 모발 타입을 정확히 분석하여 타입에 맞는 샴푸를 사용해야만 두피 모발 건강에 도움을 줄 수 있다.

안전한 드라이 방법

머리카락은 젖은 상태에서 가장 약하다. 따라서 머리를 비비면서 말리는 건 절대 금물이다. 큰 타월로 전체적인 물기를 제거한 후 작은 타월로 톡톡 두드리듯이 나머지 물기를 제거하도록 하자. 또 추운 날 젖은 머리로 외출하는 건 머릿결 손상의 직접적인 원인이 된다. 아무리 바빠도 머리를 완전히 말리고 나가도록 한다.

뜨거운 바람은 머리카락의 구성 성분인 단백질을 파괴하기 쉽다. 젖은 상태에서 뜨

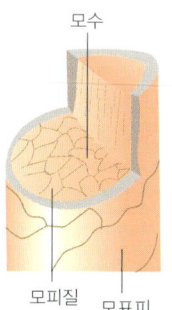

❶ 모표피 (Cuticle) 모소피라고도 하며 모발의 겉면을 둘러싸고 있는 부분으로 비닐모양이며 멜라닌 색소는 존재하지 않고 무색 투명하다. 뿌리에서 끝을 향하여 죽순 껍질처럼 겹쳐져 있고, 비교적 저항력이 강해 모발의 내부를 보호하는 역할을 한다.

❷ 모피질 모발의 80~90%를 차지하는 부분으로 모발의 질을 결정하는 중요한 부분이다. 각화섬유세포가 종으로 연결되어 있고 그 주변에는 간충 물질로 메워져 있어 모발이 뿔뿔이 흩어지는 것을 막아준다.

❸ 모수 모발의 중심에 해당하는 부분으로 멜라닌을 가지고 있으며, 모발에 따라 모수질이 없는 것도 있다. 굵은 모발에서도 연필심처럼 연결되어 있지 않고 띄엄띄엄 불연속적으로 수질이 들어 있으며, 가는 모발에서는 전혀 들어 있지 않은 경우도 있다.

모수

모피질   모표피

거운 바람을 쐬면 이중으로 모발을 손상시키는 격이 된다. 먼저 머리의 물기를 완전히 제거한 다음 반드시 20cm 이상의 거리를 두고 드라이어 바람을 쐬도록 한다. 마지막에 차가운 바람으로 드라이를 마무리하면 헤어스타일을 오래 고정시킬 수 있다.

:: 계절별 모발 관리 요령

사계절이 뚜렷한 기후를 가지고 있는 우리나라 여성들은 피부뿐만 아니라 머리도 계절별로 관리해줘야 한다. 계절마다 헤어스타일은 바꾸면서, 가장 중요한 기초인 모발 관리는 사계절 내내 같은 방법으로 했다면 이제부터라도 계절별로 모발관리에 신경을 쓰도록 하자.

SPRING 봄철 모발관리

봄철엔 온도가 높아지면서 피부가 활발한 활동을 시작하며 호르몬의 변화와 더불어 피지분비가 왕성해진다. 건조한 바람 때문에 머리가 흐트러지고 먼지가 많이 끼는 것도 봄에 일어나는 모발의 변화이다. 결국 두피는 피지 때문에 불결해지고 모발은 건조해진다. 따라서 이 두 가지의 문제에 초점을 맞춰 손질하는 것이 봄철 모발관리의 포인트이다.

나들이할 때 피부에 온 신경을 집중하면서도 직사광선에 노출되는 모발의 손상은 잊기 쉽다. 태양광선 등 자외선은 파장이 짧은 강한 에너지를 방출해 모발의 구성 성분인 케라틴 단백질을 변형시킨다.

염색은 파마를 한 후 10일 뒤에 해야 모발 손상을 줄일 수 있으며, 모발의 원래 상태를 회복하는 데 8주 정도 걸리는 점을 유의해 이 기간엔 다시 염색을 하지 않은 것이 상식이다. 빗질은 자주하되 머릿결을 따라 해주는 것이 좋고, 머리를 감을 때는 두피에 심한 자극을 주지 않아야 한다.

SUMMER 여름철 모발관리

해수욕 후에는 소금기 때문에 건조해지므로 모발 손상의 중요한 원인이 된다. 따라서 반드시 샴푸를 해 짠물을 씻어낸다. 여름철에는 가급적 매일 샴푸하며 머리카락보다는 두피를 씻는다는 기분으로 가볍게 감고, 땀을 많이 흘리거나 비를 맞은 뒤에는 두피까지 청결하게 샴푸한다. 바다에 들어가기 전에 헤어크림을 바르면 유분이 모발을 코팅해 변색을 막아주고, 영양도 공급한다. 바캉스 뒤 한 달 정도는 헤어스프레이, 젤 성분의 스타일링 제품을 멀리하고 염색, 파마 등을 삼간다.

강한 자외선에 의한 모발의 손상을 줄이기 위해 자외선 차단제를 발라준다. 또 두피와 모발에 영양을 공급하는 트리트먼트를 해주는 것이 좋은데, 일주일에 한 번은 트리트먼트를 한 뒤 헤어캡을 쓰고 20~30분 후에 감도록 한다. 평상시 단백질과 해조류 등 일카리성 식품을 골고루 먹고, 코팅 효과가 있는 스타일링제로 머리손상을 방지한다. 머리카락이 심하게 가늘거나 이미 머릿결이 손상된 사람은 전문 관리를 받도록 한다.

● 여름 장마철 곱슬머리의 비애

곱슬머리인 사람은 비 오는 날을 정말 싫어한다. 중요한 약속이 있어 신경 써서 웨이브나 생머리로 드라이를 해도 곱슬머리로 다시 되돌아가기 때문이다.

모발은 친수성이라 습기가 많은 날, 비 오는 날이면 더욱 곱슬거린다. 이럴 경우 유분기가 많은 에센스 제품으로 마무리를 하면 습기가 모발로 침투하는 정도를 조금은 커버할 수 있다.

● 비 오는 날 파마하기

비 오는 날 파마를 하면 잘 안 나온다는 말이 있다. 몇 해 전 '호기심 천국' 이라는 TV 프로그램에서 실험을 한 적이 있었는데 비 오는 날은 공기 중에 습기가 많기 때문에 웨이브가 늘어지게 나왔다. 하지만 그때 실험에 약간의 문제점이 있었는데 바로 열처리를 하지 않고 시술을 했기 때문에 그런 결과가 나왔던 것이었다. 요즘은 열처리 기기의 발달로 비 오는 날에 파마를 해도 전혀 상관이 없다.

● 비오는 날엔 꼭 머리를 감자

머리를 안 감아도 날씨가 좋은 날에는 보송보송하다. 하지만 머리를 안 감은 날 비라도 내리면 그야말로 머리가 엉망이 되고 상당히 지저분해보인다.

AUTUMN 가을철 모발관리

가을철 모발은 여름철의 강한 자외선, 물, 열 등으로 피로해진 상태다. 특히 바캉스로 인해 모발에 수분과 영양 공급이 필수적인 시기이기도 하다. 게다가 낮과 밤의 심한 기온 차와 건조한 날씨도 모발의 수분을 빼앗아 거칠어지게 하는 요인이다. 가을철의 자외선은 약해져 있는 모발에 영향을 주어 갈라지거나 끊어지게 하는 등 손상을 가중시킨다. 두피 타입에 맞는 트리트먼트제를 사용해 모발에 생명력을 불어넣어주어야 한다. 환절기가 시작되면 동물들이 털갈이를 하듯 사람의 모발도 다른 계절에 비해 많이 빠지기 시작한다. 꾸준히 가꿔서 탈모나 그 밖의 증상들로부터 모발을 보호해야 한다.

WINTER 겨울철 모발관리

겨울철 모발 관리의 관건은 날씨가 춥고 건조해지면서 찬바람과 더운 실내, 먼지 등으로 인해 모발이 윤기를 잃고 푸석푸석해지거나 정전기가 생기게 된다는 점이다. 또 모발이 뻣뻣해져 잘 부러지고, 두피의 피지분비가 감소하여 건조해지면서 비듬이 증가하게 된다. 이는 모발에 치명적인 영향을 줄 수 있으므로 두피를 청결히 유지하고 두피에 영양을 공급하여 모발과 두피의 상태를 건강하게 해주는 것이 필수 조건이다.

우선 자신의 두피와 모발 상태에 적합한 샴푸를 사용하고, 틈나는 대로 가벼운 두피마사지를 해주는 것이 좋다. 또한 일사량이 적고 햇빛의 강도가 낮기 때문에 모발에 윤기가 없고 칙칙해보이는 것을 막고 모발의 탄력을 높이기 위해 트리트먼트제를 사용하는 것이 좋다.

● 윤기가 없고 푸석푸석하다

만지면 부서질 듯 메마른 느낌이 든다면 모발에 유 · 수분이 부족한 상태다. 겨울철은 모발뿐만 아니라 두피까지 건조해져서 더욱 푸석거린다. 이럴 경우에는 이틀에 한 번 정도 샴푸를 하고 유 · 수분이 함유된 트린트먼트제를 사용함으로써 건조함을 막을 수 있다.

여러 가지 이유로 인해 모발이 심하게 손상되었을 때 나타나는 트러블로, 머리카락의 큐티클 층이 파괴된 경우이므로 갈라진 부분에서 2~3cm 윗 부분을 잘라주는 것이 좋다(머리카락을 타고 계속 올라오기 때문에). 자른 부분에는 모발 타입에 맞는 영양제를 발라주고 평소에 브러싱을 너무 자주 하지 않는 것이 좋다.

● 두피가 건조하고 비듬이 많아진다

비듬은 각질이 벗겨져 떨어지는 현상이다. 건성 비듬은 두피가 건조해서 생기며, 지성 비듬은 피지가 너무 많이 분비되는 것이 그 원인이다. 날씨가 쌀쌀하고 건조해지는 겨울철에는 건성 비듬이 많아진다. 유분이 많이 함유되어 있는 오일이나 영양제로 두피 마사지를 자주해준다.

● 뻣뻣하고 거칠어진다

뻣뻣하고 거친 모발은 건조한 바람에 많이 노출되면 그 증상이 더욱 깊어진다. 이런 트러블은 일단 겸용샴푸 사용은 피하고 일주일에 두 번씩 영양제를 바르고 스팀 타월을 이용해 수분과 영양 공급을 충분히 해준다.

● 린스와 트리트먼트의 차이

린스나 트리트먼트 둘 다 샴푸 후에 사용하는 것은 같지만, 헤어 트리트먼트는 모발 내부에 깊숙이 침투하고 모발 표면에 흡착됨으로써 린스보다 높은 보호 효과와 손상 복구 효과를 나타낸다. 린스가 모발 표면을 감싸 정전기를 억제하고 드라이어의 열로부터 모발을 보호하는 역할을 한다면, 트리트먼트는 모발 표면을 코팅하면서 영양 성분을 모발 안에 스며들게 해서 부족하기 쉬운 영양을 공급하고 큐티클을 보호한다. 따라서 두 가지를 모두 사용할 때는 트리트먼트를 먼저하고 린스를 하는 것이 순서이며, 이때 양을 너무 많이 하면 모발에 부담을 주므로 적당량을 사용한다.

:: 머릿결을 망치는 습관

자신도 모르게 머릿결을 망치는 생활 습관을 가지고 있는 사람이 많다. 아래 글을 보고 자신의 생활 습관은 어떠한지 한번 생각해보자.

보경은 아침 일찍 일어나 출근을 하기 위해 상쾌한 마음으로 샤워를 했다. 집안 식구들이 다 같이 사용하는 샴푸와 린스를 사용해서 긴 머리를 샤워기로 감고 난 다음, 온몸의 물기를 닦고 수건으로 머리카락을 비비면서 물기를 제거했다. 그리고 작은 빗으로 젖은 머리카락을 빡빡 당겨서 빗었다. 시간이 없어서 간단하게 아침 식사를 하고 젖은 상태의 모발을 그냥 묶고 출근했다. 업무를 마치고 친구를 만난 보경은 친구와 함께 최근 새로 오픈 한 찜질방에 들러서 수다를 떨었다. 건식 사우나에 들어가서 오랫동안 수다를 떨다가 사우나에서 샤워를 하고 밤늦게 집으로 돌아온 보경은 젖은 모발을 말리지 않고 그만 잠들고 말았다.

이중에서 당신에게 해당하는 것은 몇 가지나 되는가?

물에 젖은 긴 머리는 머리카락 자체의 무게와 물의 무게 때문에 늘어지고, 쉽게 엉켜서 빠지기 쉽다. 그래서 샤워기로 머리를 감으면 머리카락이 훨씬 많이 빠지므로 머리를 감을 때는 세숫대야에 물을 받아서 헹구는 편이 낫다. 그리고 수건으로 머리카락을 비비면 부서지거나 조직이 파괴된다. 가는 빗으로 머리를 빡빡 당기면 머리가 더 잘 자랄 것 같지만 천만의 말씀! 모근이 죽거나 빠져버리기 쉽다.

　모발 상태를 고려하지 않고 스타일링을 남용하거나 지나치게 잦은 컬러링, 탈색, 염색 등을 하면 머리카락은 더 이상 제 기능을 하지 못한다. 젖은 머리 그대로 잠을 자는 것은 당연히 피해야 하는 것이고, 찜질방이나 사우나에 들어갈 때는 마른 수건으로 젖은 머리를 감싸주어야 한다. 젖은 상태로 그냥 들어가면 머리카락이 부풀어 올라서 모발 손상의 원인이 되기 때문이다.

:: 그녀에게 일어날 수 있는 일? 탈모!

　사람은 누구나 노화와 함께 생리적으로 머리카락이 빠진다. 머리를 감거나 빗을 때 빠지는 머리카락의 개수는 하루 평균 60~80개에 이른다. 탈모란 이런 정상적인 주기를 벗어나 비정상적으로 많이 빠지는 것을 일컫는다.

여성형 탈모

　전체 탈모환자의 40%가 여성일 정도로 여성 탈모환자는 우리가 생각하는 것보다 많다. 여성들은 탈모를 유발시키는 남성 호르몬인 안드로겐보다 여성 호르몬인 에스트로겐을 훨씬 더 많이 가지고 있다. 그래서 머리의 뒷 부분과 옆 부분만 남겨두고 머리가 벗겨지는 형태를 보이는 남자의 경우와 달리, 여성들은 보통 머리카락이 전체적으로 일정하게 빠진다. 즉 남성형 탈모는 경모(성인의 굵은 모발)에서 연모(아이의 얇은 모발)로 변하고 연모마저도 모두 소멸될 수 있지만, 여성형 탈모의 경우는 연모 상태에서 멈추는 것이 특징이다.

남성형 탈모는 초기 단계부터 헤어라인이 뒤로 가는 변화가 오지만, 여성형 탈모는 헤어라인이 가늘어지는 경우는 있어도 계속 같은 형태를 유지한다. 여성들의 탈모는 생리적으로 변화가 생기지만 임신, 무리한 다이어트, 폐경 등의 요인에 따라 변화가 심해지며, 스트레스에 민감하여 스트레스성 탈모나 원형탈모가 남성들보다 빈번하다.

여성탈모의 중요한 7가지 원인

❶ 임신

임신 12주가 되면 에스트로겐의 수치가 높아졌다가 출산 후에는 호르몬의 균형을 맞추기 위해 에스트로겐이 정상수치로 돌아온다. 이때 몸은 상대적으로 안드로겐이 높아진다고 느껴 임신 중에 늦추어졌던 모발주기가 활발하게 일어난다.

❷ 출산

산모의 영양분이 수유 등 다른 기능을 하기 위하여 사용되므로 모발에는 적은 영양분이 공급된다. 이 시기에 많은 수의 모발이 휴지기로 변하고 신생모가 자라지 못해 탈모가 일어나기 쉽다.

❸ 다이어트

잘못된 다이어트 방법으로 인해 비타민이나 철분, 필수 영양소가 결핍되어 우리 몸에 산소를 공급해주는 적혈구가 모자라면 신체의 기능이 원활하지 못해 모발이 약해지거나 탈모를 진행시키는 원인이 될 수 있다.

❹ 호르몬의 변화

급격히 탈모가 일어나는 경우라면 체내의 남성호르몬의 증가를 의심할 수 있다.
즉, 난소의 질환이 호르몬 불균형의 원인이 될 수 있다.

❺ 약물의 부작용(갑상선 질환)

피임약, 여드름치료제, 항응고제, 항우울제 등 호르몬의 변화를 줄 수 있는 약이
탈모의 원인이 될 수도 있다.

❻ 외부적 요인

스타일링 제품을 지나치게 많이 사용하거나 모발을 오랫동안 당기면 탈모의 증상
이 가속화될 수 있다. 또한 뜨거운 드라이 열을 오랫동안 쐬는 것도 탈모에 치명적이
다. 모낭이 손상되지 않도록 주의해야 하며, 두피를 쉬게 하는 것도 필요하다.

❼ 스트레스

극도의 스트레스를 받게 되면 피부에 트러블이 생기듯 모발에도 문제가 생기는데
그 중의 하나가 원형탈모이다. 스트레스로 인한 원형탈모는 자연치유가 가능하나, 면
역체계 이상으로 인한 반복적인 원형탈모일 경우 전문적인 치료가 필요하다.

탈모예방에 좋은 음식

❶ 소의 간, 검은콩, 깨, 두부, 찹쌀, 호두 등은 단백질의 함유량이 많아 탈모를 예방해준다.

❷ 사과, 포도, 복숭아, 밤, 당근 등 비타민이 많이 함유된 식품은 두피의 건조함을 막아준다.

❸ 시금치, 구기자, 질이 좋은 섬유질은 비듬과 신장의 기능 저하를 개선하는 작용이 있어 탈모예방에 도움이 된다. 음식은 단기간이 아닌 장기간 섭취해야 효과가 있기 때문에 모발 관리와 함께 병행하여 영양의 상태를 개선해야 한다.

:: 깔끔한 여성의 적! 비듬퇴치

비듬은 포괄적인 의미에서 모든 형태의 각질이나 죽은 세포가 두피로부터 떨어져 나오지 못하고 쌓여 있는 상태를 나타내며, 일반적으로 우리가 비듬이라고 하는 것은 지성 두피에서 발생하는 지루성 피부염의 가장 경미한 증상으로 주로 두피에 발생하는 것을 말한다.

비듬성 두피

두피에 각질이 많이 쌓여 있는 상태로 건성 비듬과 지성 비듬으로 구분된다. 건성 비듬은 쌀겨처럼 가루같이 떨어지는 반면, 지성 비듬은 약간 누렇고 끈적이며 어깨에 떨어지기보다 모발 뿌리 쪽에 붙어 있는 것이 특징이다.

지성 비듬

지루피부염은 피지선의 활동이 증가한 부분에 발생하는 피부염의 일종으로, 처음에는 작은 부위에서 시작하여 점차 두피 전체로 번지기도 한다. 심한 경우에는 가피, 홍반 등이 생기고 진물이 나기도 한다. 심한 스트레스, 불규칙한 생활, 과도한 땀 분비 등에 의해 악화될 수 있다.

건성 비듬

일반적인 세포의 재생 주기인 28일이 피부노화, 스트레스, 잘못된 샴푸법 등으로 지연되어 제때 떨어져나가지 않고 죽은 세포들이 쌓여 각질층의 각화, 건조화가 일어날 수 있다. 이러한 상태의 비듬은 얼굴의 각질과 비슷한 형태로 부스러기처럼 보인다.

비듬의 원인

피지의 과다분비, 온도와 습도의 계절적 변화, 유전적 요인, 표피증식의 이상, 호르몬의 영향, 정신적 스트레스, 신경이완제 등의 약물.

샴푸하기

머리를 하루에 한 번씩 감아 청결을 유지하도록 한다. 비듬이 많을 경우에는 약용 샴푸를 사용하여 비듬균의 증식을 억제한다. 다른 증상 없이 비듬만 있는 경우는 항진균제가 들어 있는 비듬 샴푸를 사용하는 것만으로도 좋아질 수 있다.

비듬이 심한 경우 비듬 샴푸의 거품을 낸 후 지문을 이용하여 두피 전체를 누르듯 5분 정도 마사지한 뒤 헹구어준다. 트리트먼트나 컨디셔너 사용 시에는 두피에 닿지 않도록 모발 끝부분에 중점적으로 사용한다. 샴푸는 두피의 세정을 위해 두피에 중점적으로 도포하여 노폐물을 제거한다는 느낌으로 사용하고, 트리트먼트나 컨디셔너는 모발에 윤기를 주기 위해 유분이 많이 함유되어 있으므로 두피에 닿지 않게 사용하는 것이 올바른 방법이다.

이와 같은 올바른 샴푸법으로 청결을 유지하고 샴푸 후 두피의 물기를 건조시켜 비듬균의 번식을 막는 것이 비듬예방법이다. 가려움증이 심하거나 염증, 딱지, 진물 등의 증세가 나타나면 반드시 병원의 진단을 받아야 한다. 대부분의 비듬이 탈모를 유발하지는 않지만 비듬이 생길 때 두피를 청결히 관리하지 않으면 비듬 층에 피지와 노폐물, 땀 등이 결합하여 모낭 입구를 막아 탈모를 유발시킬 수도 있다.

말리기

머리를 감은 후에는 찬바람으로 약하게 말리다가 따뜻한 바람으로 완전히 말린다. 이때 찬바람으로 두피를 완전히 말리는 것이 중요하다. 모발이 젖은 상태에서 잠자리에 들게 되면 수분이 취침동안 피지 분비균들의 이동을 용이하게 하기 때문에 반드시 말리고 자도록 한다.

두피관리

올바른 샴푸법과 제품의 사용은 가상 손쉬운 관리법 중의 히나이다.

모발은 손톱과 같은 경단백질로 이루어져 한번 손상된 모발은 회복되기까지 많은 시간과 노력이 필요하다. 그래서 모발이 상하지 않도록 올바른 세정과 관리법으로 예방하는 것이 필요하다.

● 샴푸 전에 끝이 뭉툭한 브러시로 빗질을 한다. 마사지와 모발의 노폐물을 일차적으로 제거하는 효과가 있다.

- 체온 정도의 미지근한 물로 두피를 충분히 적신 뒤 샴푸를 한다.
- 샴푸와 트리트먼트는 모발에 남아 있지 않도록 깨끗이 헹군다.
- 트리트먼트는 모발 끝에서부터 한다.
- 많이 건조한 모발은 트리트먼트 사용 후 10~15분 뒤에 헹구어준다.

두피 마사지

머릿결이 거칠거나 빠지는 것은 두피의 신진대사가 원활하지 못하기 때문이다.

두피 마사지를 정기적으로 꾸준히 하면 두피를 자극해 혈액 순환을 좋게 하고 노폐물 방출을 촉진시켜 비듬과 탈모를 예방해 두피를 건강하게 한다. 또 모발 내 수분을 공급하고 큐티클 층을 튼튼하게 하여 탄력 있는 모발을 가꿀 수 있다.

두피를 마사지할 때는 지문을 이용하여 압박하듯이 하며, 손톱으로 인해 상처가 생기지 않도록 주의한다. 두피가 심하게 상처를 입게 되면 비듬, 탈모의 원인이 되기도 한다.

올바른 빗질

빗질을 할 때 브러시는 폭이 넓으면서 끝이 뭉툭하고 부드러운 것이 좋다. 빗질을 하면 두피의 노폐물과 각질이 제거되고 혈액 순환과 피지분비를 원활하게 하여 두피의 건강뿐만 아니라 모발에 윤기와 탄력을 더할 수 있다. 그러나 모발이 젖어 있을 때는 모발이 약해진 상태이기 때문에 늘어나거나 끊어질 수 있으니 빗질을 삼가야 한다.

:: 올바른 샴푸의 선택법

몇 년 전까지만 해도 샴푸는 단순히 모발을 깨끗이 하는 세척력만을 우선시했고 그다지 중요하지 않게 생각했다. 하지만 요즘은 많은 사람들이 모발관리의 시작은 샴푸부터라는 인식을 가지면서 많은 기능성 샴푸들이 시중에 유통되고 있다.

일반적으로 샴푸는 마트에서 쉽게 접할 수 있는 제품들과 살롱에서 취급하는 전문 제품들로 나눌 수 있다.

일반 제품들은 정상모발을 기준으로 세척력을 우선시하는 제품들이 대부분이다. 최근에는 손상모용, 웨이브용, 비듬방지용 샴푸도 나오고 있는데 이들 샴푸는 일반 샴푸보단 효과가 있겠으나 세척력 및 모발 보호(유수분 공급)의 기능을 가진 제품군들로 생각할 수 있다.

살롱에서 접할 수 있는 제품들은 좀 더 체계적으로 세분화되어 있다(기능에 따라, 알칼리, 중성이나 산성으로 구분). 크게는 두피용과 모발용으로 나뉘는데 각각의 두피나 모발의 상태에 따라 다양하다.

우선 두피용 제품들로는 탈모 두피, 비듬 두피, 민감성 두피, 지성 두피, 건성 두피 등으로 구분되어 있으며 각 제품들은 공통적으로 세정력을 가지며 각각 두피에 영양공급, 살균효과, 두피 밸런스 유지 등의 기능을 하여 두피 트러블을 개선한다. 모발용 제품들은 손상 모발용, 염색 모발용, 웨이브 모발용 샴푸로 구분되는데 이들 제품 역시 기본적으로 영양공급을 목적으로 하며 각 특성에 따라 약간씩 성분이 달라진다.

무엇보다 일반 제품과 전문 제품의 차이를 비교한다면 일반 제품이 모발세정과 보호가 목적이라면 전문 제품은 모발세정과 모발개선(손상모 복구) 및 보호의 기능을 한다고 할 수 있다. 즉 모발이 필요로 하는 단백질과 간충물질 그리고 유수분 등을 보충할 수 있느냐의 차이다.

제품별로 간단히 설명을 하면 다음과 같다.

❶ 두피용 제품

● 탈모 샴푸 : 환절기나 호르몬의 불균형 등으로 발생한 탈모에 쓸 수 있는 제품으로 탈모 클리닉과 병행하면서 사용할 수 있는 제품이다. 샴푸만으로 효과를 볼 수는 없으며 발모제처럼 모발을 자라도록 하는 것이 아니라 두피의 밸런스를 맞추어 탈모가 되지 않도록 두피환경을 개선해주는 역할을 하는 제품이다.

● 비듬두피 : 강한 살균 및 세정력으로 인해 피지막을 과도하게 벗겨내어 자주 사용하게 되면 자칫 건성두피가 되기도 한다. 따라서 상태에 따라 횟수를 줄여가며 사용하는 것이 좋다.

● 민감성 두피 : 두피가 약하여 조그만 자극에도 민감하게 반응하여 트러블이 생기는 두피에 쓰이는 제품으로 두피를 진정해주는 효과가 있다.

● 지성두피 : 과도한 피지를 분비해 머리를 감아도 몇 시간이 지나면 머리를 감지 않은 것처럼 기름져보이는 문제성 두피에 쓰이는 제품으로 세정력이 강하다.
이런 문제성 두피는 두피에 자극을 주지 않도록 하는 것이 좋으며 머리를 감을 때 너무 뜨겁거나 차갑지 않은 미지근한 물로 헹구는 게 좋다.

● 건성 두피 : 두피가 건조하지 않도록 유수분을 충분히 공급하여 두피 건조를 방지한다.

❷ 모발용 제품

- 손상 모발용 : 모발의 손상 정도에 따라 몇 가지의 종류가 있으며 세정력과 함께 영양분을 공급하여 모발을 보다 건강하고 부드럽고 윤기 있게 해주는 제품이다.

- 웨이브 모발용 : 파마로 인해 손상된 모발에 영양을 공급하여 컬의 탄력과 유지력을 높여주는 기능을 가진 제품들이다.

- 염색 모발용 : 손상된 모발에 영양을 공급하며 퇴색을 방지하고 유지력을 높여주는 제품이다.

:: 내 얼굴에 어울리는 헤어스타일 찾기

누구나 예쁘고 멋진 헤어스타일을 하고 싶어하지만 얼굴형과 전체적인 균형이 조화롭게 이루어지지 않은 스타일은 어색하고 부자연스럽게 보일 수 있다. 그러므로 각자의 체형과 얼굴형에 어울리는 헤어스타일을 알아보자.

원형(라운드 형)의 얼굴
어울리는 헤어스타일

둥근형의 얼굴은 측면에서 볼 때 크라운 부분(가마 부분)에 볼륨감을 주면 좋다. 전체적인 스타일은 클래식한 모던 스타일을 유지하던지, 레이어(층이 나는 헤어)로 얼굴 주변을 감싸는 스타일이 어울린다. 짧은 커트도 크라운 부분에 볼륨을 주고 측면이나 끝부분은 가볍게 처리하여 준다.

안 어울리는 헤어스타일

앞머리(프린지) 부분이 꽉 차면 안 되고 특히 사이드 부분이 넓어보이면 원형의 얼굴을 강조할 수 있기 때문에 피해야 한다. 파마머리보다는 생머리를 하는 것이 젊어보인다. 이 얼굴형은 약간의 웨이브만 있어도 얼굴이 상당히 살쪄보이고 나이 들어보이기 때문에 가능한 한 파마는 피한다.

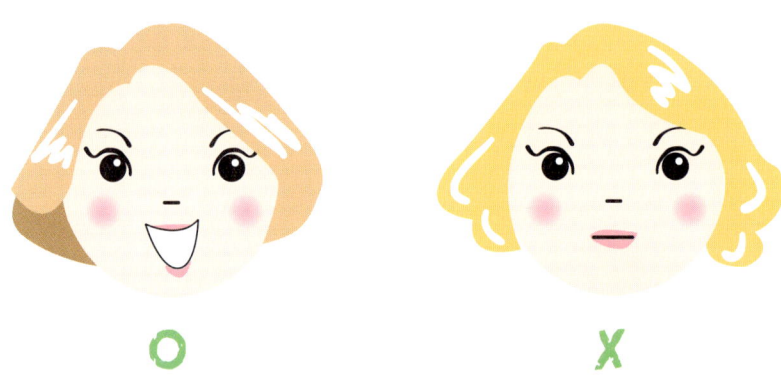

다이아몬드형의 얼굴

어울리는 헤어스타일

이마와 턱선 부분에 볼륨을 주는 스타일로 연출한다. 얼굴 밑 부분을 풍만하게 표현하기 위해 둥글려주면서, 좁은 턱을 보완해줄 수 있는 길이로 연출한다. 계란형으로 보이기 위해 앞머리에도 볼륨을 주어서, 다이아몬드 형에 잘 어울리는 층이 난 보브 스타일로 머리카락이 턱 선까지 내려오게 한다.

안 어울리는 헤어스타일

위의 스타일로 연출하면서 주의해야 할 점은 광대뼈를 강조하면 절대로 안 된다.

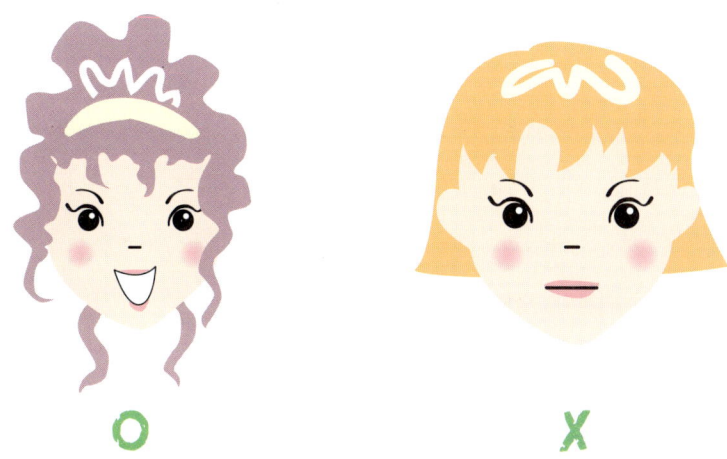

사각형(스퀘어)의 얼굴

어울리는 헤어스타일

사각형의 얼굴인 경우 부드러운 웨이브로 커트라인을 부드럽게 연출하며 앞머리를 내리고 긴 머리는 어깨 밑으로 내려서 연출한다. 짧은 머리를 하고 싶다면 크라운 부분을 높이고 라운드 형으로 연출한다.

안 어울리는 헤어스타일

평범한 짧은 스타일은 사각형을 더욱 강조하기 때문에 피하는 것이 좋다.

계란형의 얼굴

어울리는 헤어스타일

가로와 세로가 1:1.5의 비율, 둥근 이마와 뾰족한 턱이어야 예쁜 달걀형이라고 할 수 있다. 달걀형의 얼굴은 누가 봐도 아름답다고 느껴지는 황금 비율의 얼굴형이다. 거의 모든 헤어스타일과 의상, 액세서리가 어울리기 때문에 별다른 제약이 없다.

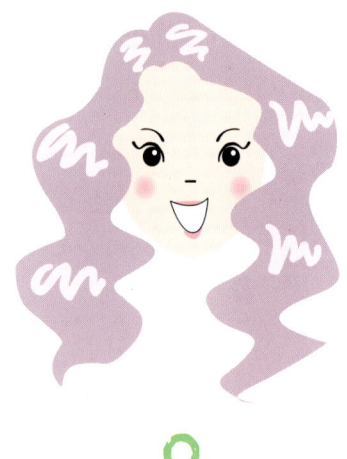

긴 얼굴형(서구형)의 얼굴

어울리는 헤어스타일

턱 선이 넓어보이게 연출한다. 네이프(귀 뒤쪽 목선 부분)에 볼륨감을 줄 수 있는 길이로 연출하며, 턱 선이 강조되는 스타일은 피한다. 머리끝에만 컬을 넣어 말아 올려 어깨에 감싸 앉는 스타일이나 양 볼에 볼륨감을 주어 자연스럽게 커버하는 스타일이 좋다.

안 어울리는 헤어스타일

턱 선이 강조되는 업스타일이나 짧은 머리는 피해야 하며, 이마나 광대뼈가 넓게 보이는 스타일도 해서는 안 된다.

삼각형의 얼굴

어울리는 헤어스타일

삼각형 얼굴은 이마가 좁고 턱이 넓기 때문에 턱 선에서 강한 라인이 형성되는 스타일은 피하며, 관자놀이 부분에 볼륨을 주는 스타일로 연출해야 한다.

안 어울리는 헤어스타일

탑 부분을 강조하는 스타일이나 턱 선에서 떨어지는 단발도 피해야 한다.

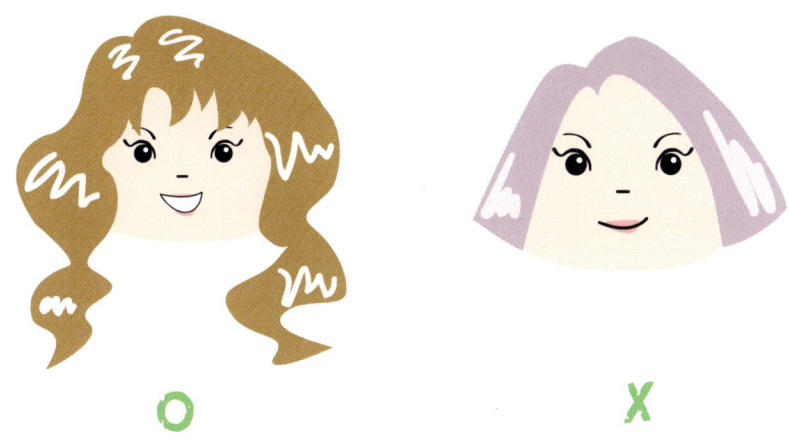

O   X

역 삼각형의 얼굴

어울리는 헤어스타일

역 삼각형의 얼굴형은 턱 부분이 빈약하기 때문에 긴 머리의 웨이브로 연출하는 것이 바람직하며 긴 레이어 스타일도 잘 어울린다.

안 어울리는 헤어스타일

턱 선을 강조하는 업스타일은 최대한 피하는 것이 좋다.

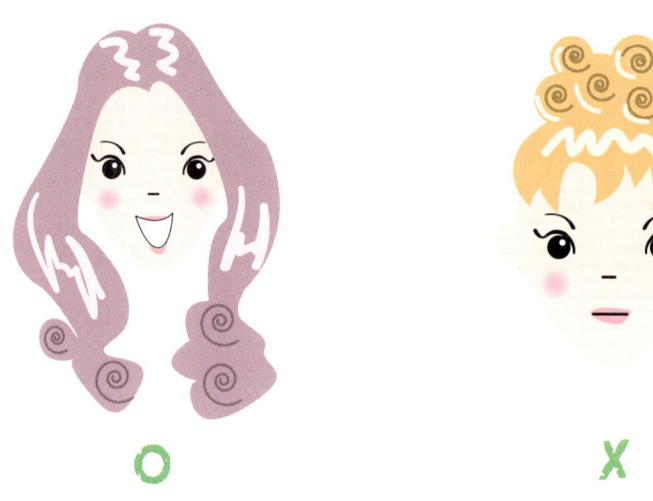

O   X

:: 미용실 100% 이용하기

위의 내용을 보면 얼굴형과 헤어스타일의 조화가 얼마나 중요한지 알 수 있다. 대부분의 스타일리스트들은 얼굴형과 골격 그리고 고객의 라이프스타일을 파악하고 디자인을 결정하기 때문에 좀더 나은 스타일을 원한다면 미용실을 갈 때 다음 사항들을 고려해야 한다.

❶ 평소 자주하는 스타일로 헤어를 연출한다

미용실에 간다고 샴푸만 하고 방문하면 디자이너가 얼굴형과 골격 정도만 체크하고 스타일을 연출한다. 만약 평소 자주 하는 스타일이 있다면 그 스타일로 하고 가자. 디자이너가 손쉽게 고객에게 어울리는 스타일을 찾아낼 수 있다.

❷ 자주 입는 의상을 입는다

헤어스타일과 의상과는 아주 밀접한 관계를 가진다. 그래서 본인이 추구하는 스타일의 의상을 입고 가는 것이 중요하다. 의상은 신분과 직업 등 많은 부분을 알게 하기 때문이다.

❸ 충분한 상담 시간을 갖는다

원하는 스타일을 설명하고 디자이너와 많은 대화를 통해 서로의 의사를 충분히 교환한다. 어떤 스타일로 할 것인지 확정하면, 디자인의 결과에 대해 설명을 듣고 작업을 시작한다. 만약 사진이나 그림을 통해 상담을 한다면 원하는 스타일을 쉽게 결정할 수 있다.

❹ 가능한 담당 디자이너를 만든다

한 번의 실수로 몇 개월간 헤어스타일이 맘에 안 들었던 경험이 있을 것이다.

담당 디자이너가 있으면 이런 가능성은 적어진다. 한 번에 완벽하고 마음에 드는 스타일을 연출하기란 쉽지 않다. 하지만 담당 디자이너가 있으면 고객의 라이프 스타일, 성격, 얼굴형, 골격, 직업 등을 충분히 알고 작업을 하기 때문에 그만큼 실수할 확률이 적어진다.

❺ 원하는 스타일을 충분히 고민하고 간다

스타일리스트는 "무엇을 원하십니까?" 라고 질문했을 때 "알아서 해주세요"라고 할 때에 가장 힘들어한다. 이런 경우 질문하다보면 무엇을 원하는지 알게 되기도 하는데, 원하는 스타일이 있으면서도 알아서 해주길 바라는 것은 곤란하다. 최소한 지금의 스타일이 좋다, 나쁘다 정도의 의사표시를 하면 좀더 나은 스타일을 만들 수 있을 것이다.

❻ 예약을 받는 살롱을 이용한다

미용실도 예약을 받는 곳이 점점 늘어가고 있는데 이것은 고객과 스타일리스트 모두에게 바람직하기 때문이다. 고객은 시간 낭비를 줄일 수 있고 스타일리스트는 사전에 충분히 준비할 수 있는 장점이 있다. 일본의 한 업소는 다음날 내방할 고객의 차트를 가지고 퇴근을 한다고 한다. 충분한 검토를 통해 새로운 스타일을 제안하기 위해서 말이다.

❼ 원하는 스타일의 사진이나 그림을 준비한다

모든 살롱에는 스타일 북을 준비해두고 있다. 만약 원하는 스타일을 말로 표현하기 힘든 경우 준비된 스타일 북을 이용하거나, 원하는 스타일의 사진을 가지고 가면 더욱 만족스러운 스타일을 만들 수 있다.

❽ 전문용어만 사용해서 주문을 하지 않는다

미용 관련 전문용어에 대해서 정확하게 알지 못하고 주문하는 경우, 스타일에 대한 이해가 다르기 때문에 결과물이 상당히 달라지게 되어 당황하는 경우가 종종 있다. 샤기컷 같은 경우도 가벼운 헤어스타일을 말하지만 layer의 양을 얼마큼 하느냐에 따라 결과물은 많이 차이가 난다.

❾ 모발의 역사를 충분히 설명한다

가장 중요한 부분이다. 특히 어두운 염색을 했을 경우 정확하게 언제 했는지 알려주는 것이 제일 중요하다. 예를 들어 염색을 한 경우 머리 길이가 어깨를 넘어간다면 2년 이상의 과정을 정확하게 알려줄 필요가 있다. 모발은 잘려나가기 전까지 색소를 가지고 있기 때문이다.

❿ 충분히 손질하는 방법을 배운다

손질하는 방법을 알고 있다면 오랜 시간 동안 예쁘고 아름다운 스타일을 연출할 수 있다. 머리를 한 후 헤어스타일에만 신경쓰는 경우가 많은데, 스타일리스트에게 손질법을 꼭 물어보도록 한다.

:: 곱슬머리 헤어스타일링 비법

끝만 구부러진 반 곱슬

흔히 곱슬머리는 반 곱슬과 전체 곱슬머리로 나누어진다.

반 곱슬일 경우에는 끝만 살짝 곱슬인 경우여서 드라이를 해도 한 쪽이나 옆으로 보기 싫게 뻗쳐 번거로움을 느끼는 경우가 많다. 하지만 이러한 경우라도 자신의 머리가 뻗치는 각도를 잘 관찰하여 정교한 커팅을 하면 생머리보다 더 자연스러운 스타일을 연출할 수 있다.

우선 자신의 컬이 구부러지기 시작하는 부분이 어디인지를 파악해야 한다. 만약 컬이 안에서 바깥으로 구부러질 경우 그 컬이 다시 안으로 말려 들어오는 길이에서 커팅을 하면, 생머리일 때 드라이기와 롤빗을 사용한 것 같은 자연스럽고도 우아한 스타일 연출이 가능하다.

반대로 탤런트 최진실의 스타일로 인기를 얻은 바 있는, 바깥으로 살짝 뻗치는 아톰스타일 머리를 원한다면 바깥에서 안으로 뻗치는 길이를 파악하여 커팅한다. 하지만 곱슬머리는 헤어스타일이 아무리 멋있다 해도 머릿결이 안 좋으면 자칫 부스스해 보일 수 있다. 곱슬머리는 헤어 케어에 남들보다 몇 배 더 많은 신경을 써야 한다는 사실을 기억하자.

전체가 곱슬머리인 경우

자신의 머리가 전체적으로 곱슬인 경우라면 자신의 내추럴한 컬을 죽이는 것보다는 최대한 살려 스타일링하는 것이 가장 경제적이고 바람직하다. 그러기 위해서 첫째 빗 사용은 금물이고, 두번째는 자신에게 맞는 헤어스타일링 및 제품을 선택한다. 이 두 가지 사항을 잊지 말자.

우선 머리를 감은 뒤 수건으로 물기를 제거하고 끈적거림이 별로 없는 무스나 스프레이 젤로 머리를 진정시켜준다. 그리고 드라이어의 파워를 약하게 하여 머리를 말려주는데, 한꺼번에 해주는 것이 아니라 조금씩 잡아 손가락으로 둘둘 말면서 서서히 말려줘야 부스스한 감이 없이 컬을 살릴 수 있게 된다. 롤빗은 머리를 빗어내야 하므로 사용하지 않는 것이 좋다.

자신만의 독특한 컬을 살린 드라이가 끝나면 머리를 아래로 숙여 손가락을 머리카락 속으로 집어넣어 살짝 흔들어준다. 이 과정은 손가락으로 만든 컬을 자연스럽게 보이기 위한 마무리 작업이다. 위의 작업이 끝나면 손가락을 사용하여 머리의 모양을 살려주고 끝 부분은 헤어스프레이를 이용하여 컬을 고정시켜준다.

:: 셀프 헤어드라이 방법

드라이란 드라이어의 바람으로 머리카락을 말리거나 스타일링하는 것을 말한다. 머리가 젖은 상태에서 뜨거운 바람을 쐬면 머리카락을 보호하는 큐티클 층이 열려 이중으로 모발을 손상시키게 된다. 그러므로 드라이어는 반드시 머리에서 15~20cm 이상 떨어뜨린 위치에서 뜨거운 바람 대신 찬 바람을 사용하면 머리카락이 덜 손상된다.

드라이는 촉촉한 느낌이 약간 남을 정도로만 하고(약 15%의 수분만 남도록) 단시간에 빨리 끝내는 게 좋다. 에센스나 트리트먼트 등으로 모발이 열에 손상되는 것을 방지하는 것도 중요하다.

생머리 드라이 방법

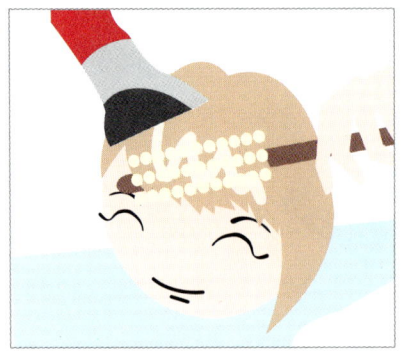 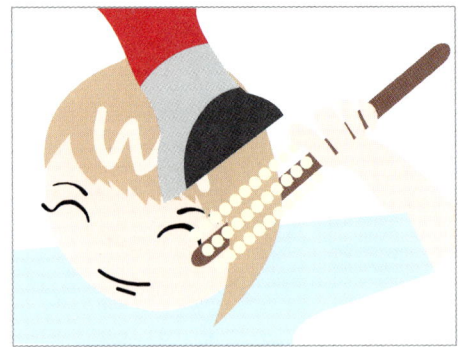

❶ 머리 : 브러시를 앞머리 안쪽에 대고 드라이어를 그 위에 댄 상태에서 자연스럽게 드라이한다. 이때 드라이어는 약 5cm 가량 떨어진 거리에서 한다.

❷ 뒷 머리 : 드라이어로 전체적으로 모발을 말린 후 (약 85% 가량) 브러시로 위에서 아래 방향으로 자연스럽게 쓸어내린다.

❸ 모발 길이가 긴 사람은 뒷머리 밑 기장 5cm를 남긴 후 나머지 머리를 틀어올려 핀 셋으로 고정한다. 그런 다음 밑 기장은 2등분하고 모발 안쪽 머리에 브러시를 댄 후 브러시 바로 위에 드라이어를 대고 자연스럽게 쓸어내린다. 나머지 머리도 약 5cm씩 나눠 같은 방법으로 드라이한다.

웨이브 머리 드라이 방법

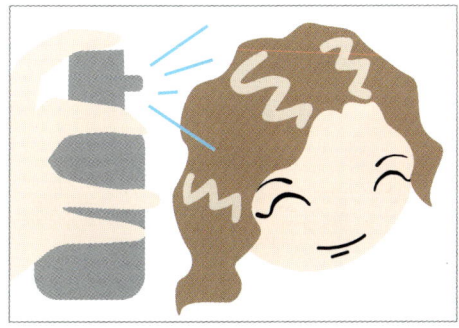 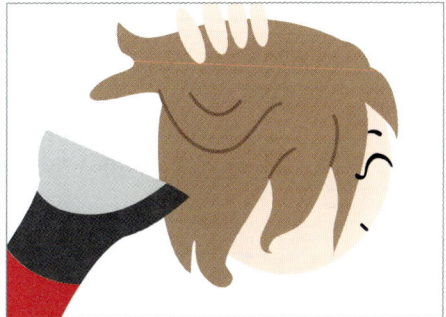

❶ 샴푸 후 전체적으로 모발의 뿌리 부분만 말린다(약 85%만 말린다).

❷ 모발 전체에 보습 성분의 제품을 바른다.

❸ 약간의 수분이 있는 머리에 소량의 왁스를 손바닥에 덜어 비빈 후 머리 끝부분만
잡아준다.

◉TIP ● 웨이브 머리는 두피 안쪽만 드라이 바람으로 말린 후 자연스럽게 손으로 잡아주면 웨
이브가 더 탱글탱글 예쁘다.

삐침 머리 드라이 방법

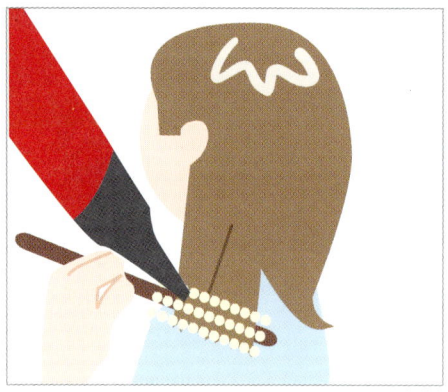 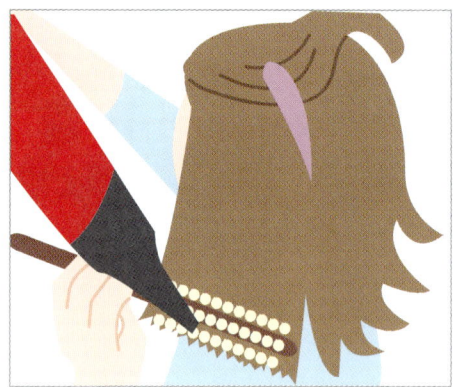

❶ 네이프(목) 5cm를 남긴 후 나머지 머리는 위로 올려 핀셋으로 고정한다.

❷ 남겨진 모발 위에 브러시를 대고 한 바퀴 반 혹은 두 바퀴 정도 말고 드라이어로 위에서 밑으로 5초, 밑에서 위로 5초간 바람을 준다. 그리고 약 10초간 가만히 둔 후한 손으로 모발을 잡고 자연스럽게 브러시를 뺀다.

❸ 매직 스트레이트 기기를 이용하여 같은 방법으로 작업을 하면 간편하게 할 수있다.

⊙TIP

● 브러시는 금속이나 나무 재질로 된 것을 사용하는 게 좋다. 플라스틱 제품은 정전기를 일으켜 머릿결을 손상할 우려가 있다.

:: 남자가 좋아하는 여자 헤어스타일 BEST 3

❶ 절.대.지.존~ 긴 생머리

시대가 흘러도, 유행이 바뀌어도 절대로 변하지 않는 남자들의 취향이다. 남자들은 짧은 헤어스타일을 할 수밖에 없기 때문에 대리 만족을 위해 긴 생머리를 자연스럽게 좋아한다. 반짝반짝 빛나는 긴 생머리를 살랑살랑 바람에 흩날리며 돌아서는 그녀의 뒷모습은 언제나 선망의 대상이다. 뒷모습 보고 쫓아왔다가 앞 모습 보고 도망간다는 농담이 있을 정도이니 남자들이 여자의 뒷모습, 특히 긴 생머리에 유난히 집착한다고 볼 수 있다.

❷ 찰랑찰랑 찰랑대는~ 단발머리

여자들이 싫어하는 헤어스타일 2위로 뽑히기도 했던 단발머리가 남자들 사이에선 좋아하는 헤어스타일 2위이다. 단발머리도 어떻게 연출하느냐에 따라 다르겠지만, 깜찍하고 귀여워 어려보이는 분위기가 강하기 때문이다.

❸ 짧은 헤어스타일

짧은 헤어스타일은 여러 가지의 특징을 가시고 있다. 대부분의 남자들은 여자 친구가 짧은 헤어스타일을 한다고 하면 싫어한다. 가끔 남자친구 때문에 짧은 머리를 못하는 고객을 보면 "남자 친구를 바꿀 때는 시간과 돈이 안 들지만, 헤어스타일을 바꿀 때는 시간과 돈이 들어간다"고 농담을 하기도 한다. 하지만 요즘은 보이시한 느낌을 줄이고 웨이브 등을 주어 여성미를 강조한 스타일이 많이 선호된다.

:: 여자가 좋아하는 여자 헤어스타일 BEST 3

❶ 관리하기 편해~ 긴 생머리

여자들에게 있어 긴 생머리는 첫째 남자들에게 어필할 수 있는 쉬운 헤어스타일이고, 둘째 어릴 때부터 습관처럼 해왔던 헤어스타일이며, 마지막으로 가장 관리하기 편한 헤어스타일이기 때문에 많이들 좋아한다.

말리는 게 좀 귀찮기는 하지만, 집에서 쉬는 날에는 하루 이틀쯤 안 감고 넘어가기도 하고 추운 날엔 풀고, 귀찮으면 묶고, 더우면 틀어올리면 그만이다. 또한 때와 장소에 따라 다양한 스타일링이 가능해 여자의 변신을 더욱더 돋보이게 해주기도 한다. 긴 생머리를 널리 퍼뜨릴 강력한 매직 스트레이트 등의 신기술이 자꾸만 개발되는걸 보면, 긴 생머리의 인기는 앞으로도 계속될 것이다.

❷ 로맨틱한~ 웨이브

이 헤어스타일은 긴 생머리의 변형판이라고 할 수 있다. 약간 구불구불하게 전체적으로 부드럽고 풀어진 듯한 웨이브가 인기를 얻고 있다. 자연스럽고 여성스러운 이미지가 강하며, 스트레이트 헤어의 단조로움이 지겨워진 경우 기분전환을 위해 하는 경우가 많고 머리를 기를 때 주로 한다. 요즘은 너무 보글보글한 스타일은 사라지는 추세다. 웨이브가 강하면 강할수록 이미지는 화려해지지만 머릿결이나 이미지가 강해 보이기 때문이다. 반면 세팅 펌이나 일본풍의 스타일이 유행하면서 자연스러운 웨이브를 많이 하는 추세이다.

❸ 아이 깜찍해~ 커트머리

어쨌든 남자와 여자의 취향이 아주 상반될 수 없다는 증거다. 추운 겨울이 지나 봄
에는 상큼하고 가벼운 이미지의 커트머리를 선호한다. 하지만 아주 짧지는 않게, 단발
과 커트의 중간쯤 되는 길이로 잘라 부드러운 웨이브를 넣으면 여성스러운 분위기를
강조하면서도 귀여운 느낌까지 함께 낼 수 있다. 사실 그 깜찍한 연예인들의 커트머리
를 보고 있노라면 정말 예뻐하지 않을 수 없다. 헤어 왁스 등을 발라 손가락으로 돌돌
말아주거나 머리카락을 살짝 움켜쥐었다 놓으면 자연스러운 웨이브가 들어가기 때문
에 스타일링하기도 손쉽고, 전체적으로 관리하기도 쉽기 때문에 여러모로 매력적인
헤어스타일로 인식되고 있다.

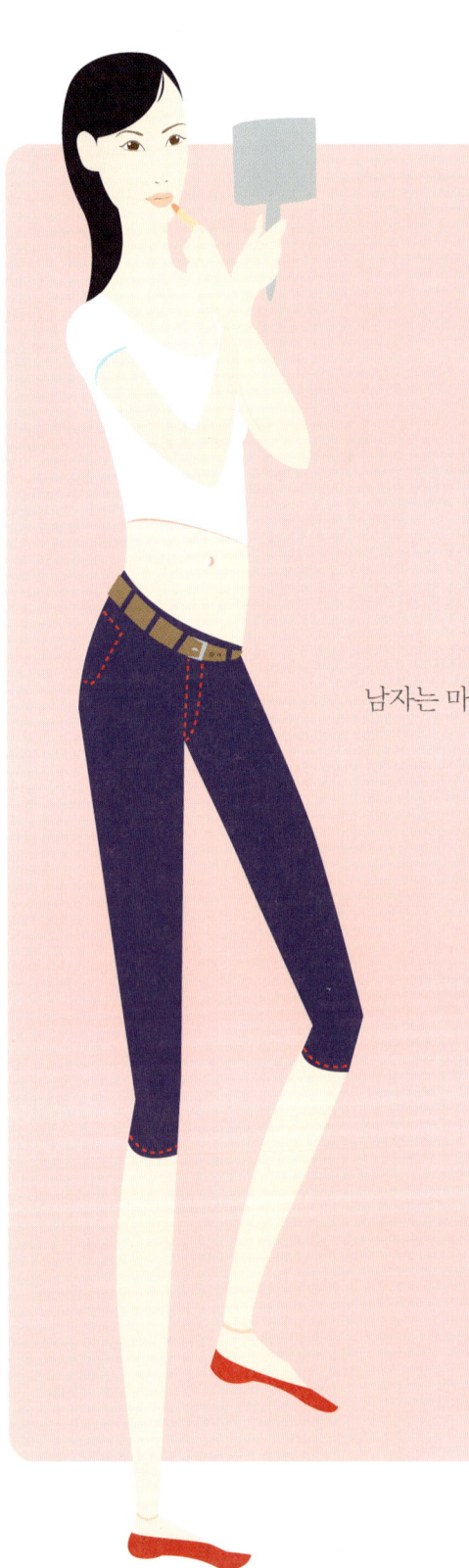

남자는 마음으로 늙고 여자는 얼굴로 늙는다.
_ 서양속담

결백한 자와 미인은,
시간 이외에는 적이 없다.
_ 예이츠

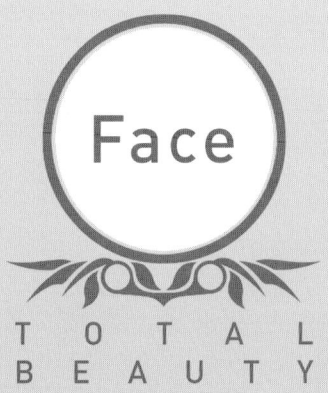

Face

TOTAL
BEAUTY

피부미인이 진짜 미인이다

화장은 하는 것보다 지우는 것이 더 중요하다. 클렌징 제품의 특성과 사용법 • 내 피부에 맞는 관리법을 찾아라 • 건성피부, 노화가 빠르다! • 중성피부, 유분과 수분의 밸런스가 중요하다 • 지성피부, 모공과 각질 관리가 핵심이다 • 민감성피부, 자극을 최소화하라 • 복합성피부, 부위별로 따로 관리한다 • 상황별 피부 관리법 • 피부도 계절을 탄다, 계절별 피부 관리법 • 얼굴의 건강한 선이 살아난다! Self 경락 마사지 • 피부에 좋은 습관 기르기 VS 피부에 나쁜 습관 버리기

● Face adviser 이지은레드클럽의 이경숙 교육실장

이지은레드클럽

파격적인 가격과 최상의 서비스로 피부미용 대중화를 선보이며, 많은 여심을 사로잡은 이지은 레드클럽! 1호점이 탄생한 지 일 년 만에 전국 150개 지점을 두었으며 올해는 300개 지점 달성을 눈앞에 두고 있다. 2004 한국프랜차이즈 대상 산업자원부장관상 시상 '유망브랜드'로 선정되었으며 2005년에는 한국 프랜차이즈 대상 중소기업청장상 서비스부문 최우수상을 수상하였다.

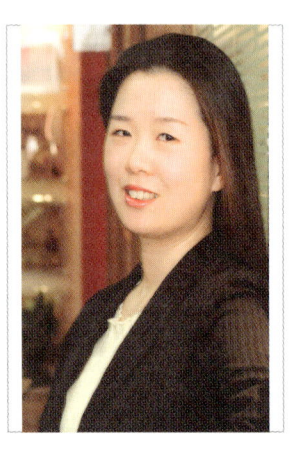

이경숙 교육실장

'피부관리는 평소 몸에 밴 습관처럼 해야 한다'
피부관리 교육 전문가, 이경숙 실장의 피부관리 철학이다. 김민선미용 전문학교에서 피부관리 교육실장을 다년간 지냈으며 동원대학, 한성 전문학교에 출강한 바 있다. 현재는 (주)케이에스앤비의 탑브랜드 이지은레드클럽의 본사 교육실장을 맡고 있다.

:: 화장은 하는 것보다 지우는 것이 더 중요하다, 클렌징 제품의 특성과 사용법

"화장은 하는 것보다 지우는 것이 더 중요하다." 이 말은 화장을 시작하는 나이에 있는 여성이라면 모르는 사람이 없을 것이다. 그만큼 세안(cleansing)이 중요하다는 것이다. 본인에게 맞는 올바른 세안을 위해 피부타입별로 그리고 부위별로 다른 세안의 재료와 방법 등을 알아보도록 하자.

세안에 쓰이는 제품으로는 리무버, 클렌징 로션, 클렌징 크림, 클렌징 오일, 클렌징 워터, 클렌징 젤, 폼 클렌징, 비누 등이 있다.

리무버(remover)

눈과 입술의 색조 화장을 지우기 위한 전용 세안제이다. 눈과 입술은 여성들이 가장 신경 쓰는 부위 중의 하나이며 그 화장법 또한 복잡 다양하다. 색조에 쓰이는 화장품의 성격이 방수(워터프루프) 및 지속성을 지니고 안료(다양한 색을 내기 위해)들을 포함하고 있으며, 얼굴 부위에서 가장 예민하고 주름이 잘 생기는 부위가 눈과 입술이기 때문에 더 깨끗하고 빠른 시간 내에 지워낼 수 있는 제품이 필요하다. 리무버는 이러한 요구를 충족시킬 수 있는 세안제이며, 종류별로 물 타입, 물과 기름이 섞인 타입, 오일 타입이 있다.

❶ 물 타입(water type) : 기름이 전혀 없기 때문에 수용성 요소(먼지, 땀, 파우더)는 잘 지워지나 유용성 요소(피지, 크림, 기름때)를 지우는 것은 시간이 걸린다. 유용성 요소

를 지울 수 있는 성분이 들어 있긴 하지만 오일보다는 녹이는 데 시간이 더 걸리는 것이다. 그러나 사용 후의 느낌은 산뜻하다.

❷ 물과 기름이 섞인 타입 : 물과 기름이 섞이지 않는 성질 때문에 물과 기름으로 두 층을 이루고 있으며 사용할 때는 흔들어서 일시적으로 섞은 후에 사용해야 한다. 수용성, 유용성 요소를 고루 지울 수 있어서 여성들이 가장 선호하는 타입이기도 하다.

❸ 오일 타입(oil type) : 주로 오일 성분이며 방수처리되어 있는 메이크업 제품을 지우기에는 가장 좋다. 눈과 입술 화장을 두껍고 진하게 하는 사람이 사용하면 좋으나 잘못 사용해 눈에 들어가면 닦아내기가 힘들고 유분감으로 인해 끈적일 수 있다.

● 사용방법 : 세 가지 제품의 사용법은 동일하다. 먼저 물에 적셔 꼭 짠 화장솜 3장(눈 2장, 입술 1장)을 준비하여 리무버를 화장솜에 덜어낸 다음 눈과 입술을 부드럽게 닦아낸다. 눈은 위에서 아래로 지우며, 입술은 바깥쪽에서 중심을 향해서 지워야 립스틱이 얼굴에 묻지 않는다. 아이라인이나 마스카라가 잘 지워지지 않을 때는 면봉에 리무버를 묻혀 속눈썹과 속눈썹 사이사이를 깨끗이 지워내야 한다. 눈과 입술 화장은 진하게 하면 할수록 지워내는 방법도 복잡해진다는 것을 명심하자.

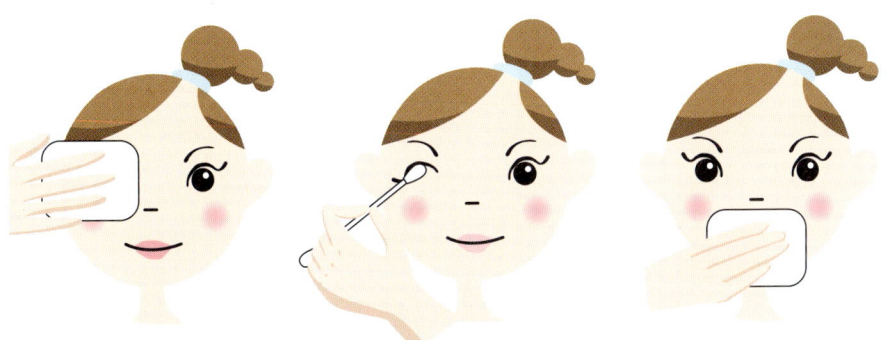

눈은 위에서 아래로 닦아내기 　 아이라인이나 마스카라는 면봉으로 　 입술은 바깥쪽에서 안쪽으로

클렌징 로션

가장 대중화되어 있는 제품으로, 크림 타입보다 유분 함유량이 적어 평상시 가볍게 하는 화장을 지우기에 적합하다. 화장을 잘 하지 않는 사람도 매일 사용하면 얼굴에 불필요한 각질이 덜 쌓이게 된다. 물에도 잘 녹아 굳이 이중 세안이 필요하지 않다. 이중 세안을 하더라도 가볍게 할 수 있어 피부의 피지막과 산성막을 보호할 수 있다.

● 사용방법 : 눈과 입술을 리무버로 지운 후에 클렌징 로션을 얼굴에 고루 펴바르고 손가락의 지문 부위를 이용해 부드럽게 원을 그리며 문질러준다. 피지가 많은 코와 턱 부위는 좀더 세심하게 문지르되 너무 강하게 하면 예민해질 수 있으므로 살살 여러 번 문지른다. 티슈는 얼굴에 미세한 자국을 남기므로 사용하지 않는 것이 좋다. 대신 젖은 해면으로 닦아내거나 바로 물로 씻는다. 물 세안만 하되 찝찝한 사람은 비누나 폼 클렌징을 이용해 가볍게 세안한다.

클렌징 크림

　친유성(오일 위주)으로 유분 함량이 많다. 두꺼운 화장을 했을 때 주로 사용하며 피부 타입이 지성인 사람의 모공 청소에도 좋다. 단, 피부에 크림의 잔여물이 남아 있으면 모공을 막아 피부 트러블을 일으킬 수 있으므로 반드시 폼 클렌징이나 비누를 이용한 이중 세안을 해야 한다. 사용방법은 클렌징 로션과 같다.

클렌징 오일

　순수 식물성 오일과 물에 쉽게 용해되는 수용성 오일로 구분할 수 있다. 순수 식물성 오일은 피부 자극 없이 화장을 부드럽게 지워낼 수 있으나 오일 성분이 피부에 남는 경우도 있으니 반드시 이중 세안을 해야 한다. 수용성 오일은 물에 잘 녹아 이중 세안은 필요없지만 오일을 물에 녹이기 위해 첨가된 성분이 민감하거나 여드름이 심한 피부에는 자극을 줄 수도 있으므로 테스트 후에 사용하는 것이 좋다.

클렌징 워터

　오일 성분이 전혀 없이 화장수 타입으로 되어 있다. 계면활성제와 에탄올을 소량 배합하여 만든 세정용 제품으로 사용감이 산뜻하다. 선호도가 높은 제품이나 계면활성제에 예민한 피부는 삼가는 것이 좋다. 가벼운 화장을 지울 때 사용하면 좋은데, 간혹 계면활성제가 많이 함유된 제품은 두꺼운 화장도 지울 수 있다. 단, 피부가 민감해질 수 있으니 주의해서 사용하도록 한다.

● 사용방법 : 물에 적셔 꼭 짠 화장솜에 클렌징 워터를 적셔 얼굴의 안쪽에서 바깥쪽을 향해 부드럽게 닦아낸다. 클렌징 워터가 함유된 티슈를 사용해도 무방하나 티슈는 얼굴에 자극을 줄 수 있으므로 예민한 사람은 삼가는 것이 좋다.

클렌징 젤

한천과 같은 젤 성분으로 만들어졌으며 오일 프리(oil-free) 제품이므로 오일에 민감한 피부에 좋다. 이중 세안이 필요없으며 물로 제거하기가 쉽다. 사용방법은 클렌징 로션과 같다.

폼 클렌징

부드러운 크림이나 젤의 형태로 비누보다 거품이 풍부하고 자극이 적으며 건조함이 덜해 건성이나 민감성 피부에 비누 대신 많이 쓰인다. 최근에는 첨가된 원료에 따라 기능성이 추가된 폼 클렌징이 나와서 피부타입별로 골라서 쓸 수 있다.

● 사용방법 : 먼저 손을 깨끗이 씻는다. 미지근한 물을 얼굴에 충분히 끼얹은 다음 폼 클렌징을 적당량 손바닥에 덜어 거품이 충분히 생길 때까지 비벼준다. 이 거품으로 얼굴의 구석구석을 고루 문지르되 아래, 위로 강하게 문지르면 가로 주름의 원인이 될 수 있으므로 원을 그리듯이 한다. 미지근한 물로 충분히 헹구고 마지막엔 약간의 찬물로 마무리한다.

:: 내 피부에 맞는 관리법을 찾아라

　일반적인 피부 타입은 건성, 중성, 지성으로 나눌 수 있는데 현대 여성들은 2가지 이상의 상태가 동시에 나타나는 복합성인 경우가 많다. 피부 타입이 어떤 것이든 피부를 관리하는 데 기본이 되는 것은 클렌징, 각질관리, 마사지, 팩과 마스크 등이며 각 피부타입별로 적절히 응용하여 관리하되 어디에 중점을 두고 어떤 재료를 쓰느냐에 따라 효과는 달라질 수 있다. 중요한 것은 본인의 피부 타입에 맞게 관리를 해야 한다는 것이며, 같은 피부 타입이라도 피부의 기본적인 건강상태에 따라 관리법은 달라질 수 있다는 것이다.

　지금부터 각 피부타입별로 특성과 관리법을 알아보자.

:: 건성피부, 노화가 빠르다

　건성 피부의 특징은 20대 초반에는 유분과 수분이 적절히 있어 모공이 작고 피부결이 고와 누구보다 매끈하고 아름다운 피부를 가지고 있다는 것이다. 그러나 20대 중반이 넘어서면서부터는 중성이나 지성 피부보다 노화가 빨리 진행되는 단점이 있다. 이를 예방하기 위해서는 20대부터 꾸준한 관리가 필요한데 중요한 것은 피부세포 자체의 활성화이다.

　건성 피부는 선천적으로 피부의 수분 함유량이 부족하며, 피지를 만들어내는 기능도 중성이나 지성에 비해 많이 떨어진다. 평소 건조한 피부 때문에 각질도 많이 일어나고 민감해지기 쉬워 보습과 영양공급에 신경을 써야 하며, 외부에서 공급해주는 것은 한계가 있으므로 꾸준한 마사지로 피부세포의 기능을 활성화시켜줘야 한다.

① 클렌징

메마르고 건조한 건성 피부는 외부 자극에 민감하기 쉽다. 그래서 자극 없이 노폐물을 제거하되 피지와 수분을 많이 빼앗으면 안 된다. 세안할 때 영양과 수분을 공급해주는 기능성 비누를 사용하는 것도 좋지만 그런 완벽한 조건을 갖춘 제품은 찾기도 힘들거니와 가격도 만만치 않다.

화장이 두껍지 않은 경우 로션 타입이나 물에 잘 녹는 수용성 오일 타입이 좋다. 되도록 비누 세안은 삼가는 것이 좋으나 완벽한 세안을 좋아하는 한국 사람들의 정서상 이중 세안을 꼭 하고 싶다면 폼 클렌징이나 건성 피부를 위한 저자극성 비누를 사용해 부드럽고 자극 없이, 피지막이 손상되지 않도록 세안해야 한다. 물의 온도는 너무 뜨겁거나 차갑지 않은 미지근한 물을 사용한다. 얼굴의 물기를 닦을 때는 가로 주름과 민감성 피부의 원인이 될 수 있으니, 타월로 너무 박박 문지르지 않도록 한다. 지우는 것도 적당해야 건강한 피부를 유지할 수 있다.

② 각질관리

피부에 자극이 적은 제품으로 주 1회 관리하되 딱딱한 스크럽이 든 제품은 피한다. 자주 사용하면 오히려 피부가 거칠어지고 각질이 더 두꺼워질 수 있다. 각질 제거를 용이하게 하기 위해 스팀을 쐬는 것도 좋으나 피부 표피를 많이 불리면 필요한 각질까지 제거되므로 건성 피부는 굳이 스팀을 하지 않아도 된다.

❸ 마사지

　　마사지는 수분을 많이 함유하고 있는 제품으로 부드럽게 마사지해야 한다. 건조해서 예민해지기 쉬운 피부에 강한 자극을 주면 오히려 역효과가 날 수 있다. 마사지 횟수는 주 2회가 적당하며 마사지 후에는 편안히 휴식을 취해야 두 배의 효과를 볼 수 있다.

❹ 천연팩

● 보습팩 _ 오이 해초팩

　　재료 : 오이 1개, 해초가루 1/2 티스푼, 젖은 거즈 1장

　　방법 : 오이를 강판에 갈아 즙만 따로 걸러낸다. 걸러낸 오이 즙에 해초가루를 섞어 걸쭉해질 때까지 잘 풀어준다. 눈 주위와 입술에 아이크림을 바른 후 거즈를 얹고 그 위에 준비된 재료를 바른다. 약 20분 후 부드러운 해면으로 제거하고 스킨으로 마무리한다. 물 세안 시 표피의 수분을 빼앗길 수 있으므로 젖은 해면이나 수건으로 마무리 하는 것이 좋다.

● 영양팩 _ 계란 바나나팩

　　재료 : 계란 노른자 1개, 바나나 1개, 영양크림 약간, 젖은 거즈 1장

　　방법 : 계란은 노른자와 흰자를 분리해 둔다. 바나나를 으깨어 계란 노른자와 영양크림을 섞는다. 얼굴에 거즈를 얹고 준비된 재료를 도톰하게 바른다. 약 20분 후 부드러운 해면으로 제거하고 스킨으로 마무리한다.

⑤ 기초화장품

건성 피부인 경우 범하기 쉬운 오류 중의 하나가 모자란 유분과 수분을 무조건 많이 공급해주려 한다는 것이다. 건성 피부가 유·수분이 부족한 것은 사실이나 전혀 없는 것은 아니다. 세안 후 일정시간(약 2시간)을 기다려, 표피의 산성막과 피지막이 회복된 후 모자라는 부분을 보충해줘야 피부의 자생력을 길러줄 수 있다. 피부 스스로 유분과 수분을 만들어내기도 전에 얼굴 가득 발라버리면 그나마 가지고 있던 능력마저도 잊어버릴 수 있기 때문이다.

세안 후에 얼굴이 많이 당기면 스킨을 바른 후 양 손바닥을 서로 마주 대고 비벼 따뜻해진 손으로 얼굴의 곳곳을 지그시 눌러주면 당김이 덜하다. 특히 눈가의 잔주름 예방에 좋은 효과가 있다.

피부가 어느 정도 당김이 덜해지면 수분에센스나 세럼을 바른 후 영양크림을 이용해 인공 유분막을 만들어 수분을 빼앗기는 것을 방지해준다. 얼굴이 번들거릴 정도로 크림을 많이 바르면 오히려 모공을 막아 피부의 휴식시간을 방해할 수 있으므로 흡수될 정도만 발라주도록 한다.

:: 중성피부, 유분과 수분의 밸런스가 중요하다

가장 이상적인 피부로 특별히 신경 쓸 것이 없어보이지만 건강은 건강할 때 지켜야 하듯이 피부도 마찬가지다. 계절에 따라 또는 환경에 따라 중·건성 또는 중·지성으로 변하게 되는데 그때마다 피부상태에 맞게 기초 손질을 해주면 된다.

❶ 클렌징

평상시는 클렌징 로션을 사용하고 마무리는 폼 클렌징으로 한다. 메이크업을 하지 않은 날도 클렌징 로션을 쓰면 매일 불필요한 각질을 제거할 수 있어서 좋다. 외출을 하지 않으면 메이크업을 생략하고 클렌징도 생략하는 경우가 많은데, 비누나 폼 클렌징만으로 세안을 하게 되면 클렌징 로션이 지워주던 각질이 그대로 쌓여 다음날 메이크업이 잘 안 받는 경우가 있다. 번거롭더라도 클렌징 로션은 매일 사용해야 각질이 덜 쌓이게 된다.

❷ 각질관리

꾸준한 마사지만으로도 각질은 제거될 수 있으나 이마와 코 주위의 피지로 인한 노폐물은 규칙적인 각질 제거가 필요하다. 부드러운 알갱이가 함유된 스크럽제로 1주에 1회 정도 각질을 제거하되 이마와 코, 턱 위주로 실시한다. 가장 이상적인 피부 상태이기 때문에 현재의 상태를 유지하기 위한 관리만으로도 충분히 스킨케어가 가능하다.

❸ 마사지

주 1~2회 정도 수분 함유량이 많은 크림이나 로션으로 마사지한다. 마사지가 번거로운 경우 세안 후 피지막과 산성막이 회복되는 시간 동안 부드럽게 지압을 해주면 혈액과 림프 순환이 원활해져 마사지와 같은 효과를 볼 수 있다. 중성 피부는 피부의 모든 기능이 정상인 경우지만 계절에 따라 여름에는 중·지성으로 겨울에는 중·건성으로 변할 수 있다.

❹ 팩

  중성 피부는 특별한 피부 이상 증상이 잘 나타나지 않으므로 계절의 변화와 피부 변화에 맞는 팩을 한다.

● 보습팩 _ 수박팩

  재료 : 수박의 흰 부분 한 조각, 밀가루 2티스푼, 꿀 1티스푼, 젖은 거즈 1장

  방법 : 수박의 흰 부분을 강판에 갈아 밀가루와 꿀을 섞어 걸쭉하게 만든다. 눈 주위와 입술에 아이크림을 바르고 거즈를 덮은 다음 준비된 재료를 바른다. 약 20분 후에 젖은 해면이나 타월로 닦아낸다. 스킨으로 정리한 후 기초 제품을 발라준다.

● 피지조절팩 _ 플레인 요구르트팩

  재료 : 플레인 요구르트 1/3컵, 꿀 1티스푼, 젖은 거즈 1장

  방법 : 플레인 요구르트에 꿀 1티스푼을 섞어놓는다. 깨끗이 세안한 후 눈 주위와 입술은 아이크림을 바르고 젖은 거즈를 얼굴에 덮은 다음 준비된 재료를 바른다. 약 20분 후 젖은 해면이나 타월로 닦아낸다. 스킨으로 정리한 후 기초 제품을 발라준다.

> **◎TIP 플레인 요구르트 만드는 법**
> ● 200ml 우유 한 통에 저렴한 요구르트 1병을 섞어 아랫목과 같은 따뜻한 곳이나 햇빛이 잘 드는 곳에 반나절 정도 놓아두면 플레인 요구르트가 만들어진다. 팩 재료로 써도 되고 목욕 시 전신을 마사지할 때 사용해도 피부결이 한결 부드러워진다.

❺ 기초제품

  중성 피부는 평소 수분과 유분의 밸런스를 맞춰주는 관리만으로도 충분하다. 스킨, 로션 정도면 충분하고 봄과 여름엔 모공관리를, 가을과 겨울엔 보습과 눈가 관리에 신경을 써야 한다. 아이크림은 유분이 많지 않은 것을 사용한다.

:: 지성피부, 모공과 각질 관리가 핵심이다

자칫 관리를 소홀하게 하면 여드름과 같은 뾰루지가 생기기 쉬운 지성 피부는 각질과 모공관리가 최우선이라 할 수 있다. 워낙 피지 분비가 왕성하기에 여드름균이 서식하기도 쉽고 각질도 많이 쌓이지만 장점이 없는 것이 아니다. 건성, 중성, 지성 중에서 가장 주름이 안 생기는 피부가 바로 지성 피부이다. 모공과 각질 관리만 잘 해주면 젊음을 가장 오래 간직할 수 있는 피부인 것이다.

❶ 클렌징

호르몬의 영향으로 피지 분비가 많고 각질이 쌓여 여드름이 생기기 쉬운 피부이다. 이런 피부는 세안 시 피지와 각질을 규칙적으로 제거해야 한다. 단, 표피 지질막과 산성막은 파괴하지 않아야 하며 여드름이 심한 피부는 항균, 항염제가 포함된 비누가 좋다. 비누 세안은 아침과 저녁 하루 2회 하고, 중간 세안은 물로만 하는 것이 좋으나 정 찜찜하면 클렌징 로션으로 클렌징한 후 물 세안을 하도록 한다.

평상시 가벼운 화장에는 클렌징 로션만으로도 충분하나 모공이 지저분하거나 화장이 두꺼운 경우엔 클렌징 크림을 이용해 꼼꼼하게 클렌징해야 한다. 크림에 유분 성분이 많아 꺼리는 경우가 있는데 모공속의 노폐물들도 유분이라 같은 유분에 무리 없이 잘 녹는다. 모공관리 전문제품은 딥 클렌징으로 사용해도 좋다.

지성 피부는 유전적으로 피지를 만들어내는 기능이 뛰어나 제거하면 할수록 오히려 더 피지 분비가 왕성해질 수 있다. 잦은 비누 세안은 산성막을 파괴해 여드름을 더 유발할 수 있으므로 하루 2회면 충분하다. 주 2~3회 정도 불필요한 각질을 정리하기 위해 스크럽제나 전문 필링제를 이용하는 것도 여드름을 예방하기 위한 방법이다. 스크럼제를 선택할 때 알갱이가 딱딱하여 피부 표면을 자극할 수 있는 것은 피한다.

❷ 각질관리

지성 피부는 넘쳐나는 피지와 각질이 가장 문제가 된다. 딥 클렌징제나 각질 제거제를 이용하여 주 1~2회 정도의 꾸준한 관리가 필요하며, 각질 제거 후에는 피지가 더 활발하게 올라올 수 있으므로 충분한 보습을 해줘야 한다. 콧등의 피지를 짠 후 다음날이면 코가 더 번들번들한 경험이 있을 것이다. 보습만이 넘쳐나는 피지를 억제할 수 있다.

코 주위의 까만 블랙헤드는 피지가 공기와 닿아서 산화되어 색이 변한 것으로, 스팀 타월로 모공을 열어준 다음 면봉이나 코메돈(여드름 압출 기구)으로 살짝 눌러서 압출한다. 단, 압출 후 모공이 벌어진 것처럼 보여 짜기를 거부하는 경우가 있는데 블랙헤드를 그대로 두면 더욱 커지게 된다. 블랙헤드는 어떻게 제거할 것인가를 생각하기 전에 어떻게 하면 생기지 않을지 예방법을 먼저 생각해야 한다. 결론은 꾸준한 각질 제거와 모공 청소만이 답이다.

❸ 마사지

지성 피부는 마사지가 별로 중요하지 않다. 워낙 피지를 만들어내는 기능이 뛰어나서 문제가 되는 것뿐이다. 단, 림프 마사지는 지성 피부나 여드름 피부에도 좋은 효과를 발휘한다. 림프 마사지는 우리 몸의 노폐물을 체외로 배출하는 기능을 하는 림프절을 중심으로 하는 마사지로, 매우 느리며 부드럽게 움직이는 마사지라 세게 눌러주는 지압을 좋아하는 한국인의 정서에는 잘 맞지 않는 경향이 있다. 그러나 흉터 회복, 민감성 피부, 여드름 피부에는 탁월한 효과를 발휘한다.

집에서 혼자 할 수 있는 방법으로는 림프절이 많이 분포되어 있는 귀 앞뒤, 턱선,

목, 쇄골뼈 위 등을 부드럽게 원을 그리듯이 천천히 마사지한다. 림프 마사지는 얼굴에 크림을 바르지 않고 하지만 피부가 너무 건조한 경우는 에센스를 바르고 한다.

❹ 팩

● 모공, 피지 관리팩 _ 율피팩

재료 : 율피(밤 속껍질)가루 2큰술, 계란 흰자 1개, 젖은 거즈 1장

방법 : 계란 흰자만 분리하여 거품이 충분히 나도록 저어준다. 율피 가루와 계란 흰자를 크림 타입이 되도록 섞는다. 눈 주위와 입술에 유분이 적은 아이 젤을 바르고 젖은 거즈를 덮은 다음 그 위에 준비된 재료를 발라준다. 약 20분 후 미지근한 물로 세안한다. 율피는 모공관리에, 계란 흰자는 피지관리에 좋다.

● 수분팩 _ 녹차 해초팩

재료 : 녹차 우린 물 1/3컵, 해초가루 1/2티스푼, 젖은 거즈 1장

방법 : 녹차 우린 물에 해초가루를 풀어 걸쭉하게 만든다. 눈 주위와 입술엔 아이 젤을 바르고 젖은 거즈를 덮는다. 준비된 재료를 얼굴에 바르고 약 20분 후 젖은 해면이나 타월로 닦아낸 후 기초제품을 발라 정리한다. 녹차는 피부세포 재생에 좋고 해초는 수분 공급 효과가 탁월하다.

❺ 기초제품

피지분비를 조절할 수 있는 성분이 함유된 기초제품 라인을 사용한다. 단, 알코올 함유량이 많은 제품을 장기간 사용하면 지성 피부가 민감성이나 건성으로 변할 수 있으므로 주의한다. 지성 피부라고 해서 보습이 필요 없는 것이 아니다. 수분에센스나 수분크

림을 이용하여 건조해지기 쉬운 눈 주위와 입술, 그리고 볼 부위를 잘 관리해야 한다.

:: 민감성피부, 자극을 최소화하라

민감성 피부는 피부 표피의 각질층이 정상인보다 얇아 온도나 습도 등 외부 환경적인 요인이나 물리적인 자극에 피부가 민감하게 반응하는 특징이 있다. 선천적인 경우도 있으나 지성이나 여드름 피부를 과하게 관리하거나 잦은 세안, 연고의 장기간 사용으로 피부가 민감해지는 경우도 있다.

민감성 피부는 자외선, 온도, 물리적 자극 등 모든 자극으로부터 보호해줘야 하며 피부세포의 기능을 정상화시켜야 한다. 화학성분에 민감한지, 물리적 자극에 민감한지 파악하여 본인의 피부에 맞게 대처해야 한다.

❶ 클렌징

민감한 피부는 모든 외부자극(화장품, 자외선, 물리적 자극 등)에 민감하게 반응한다. 그래서 자극을 최소화하면서 본래의 기능을 수행할 수 있는 제품과 방법을 사용해야 한다. 민감성 피부는 가능하면 비누 세안을 피하고 민감성 피부 선용 클렌징 비누나 폼 클렌징을 사용하도록 하며 약산성 제품을 선택한다. 너무 뜨겁거나 차가운 물도 피해야 하는데 마지막 헹굼 시 찬물로 패팅하는 것도 삼가야 한다.

비누의 잔여분이 남지 않게 충분히 헹궈줘야 하며 세안 뒤에는 바로 스킨토너로 피부를 정리해주는 것이 좋다. 뜨거운 목욕이나 장시간의 사우나도 피해야 한다는 것을 잊지 말자.

❷ 각질관리

　　민감성 피부는 각질이 잘 일어나지 않는 피부 타입이지만 간혹 일어나는 각질을 제거하기 위해 물리적인 마찰이나 화학적인 자극을 주면 트러블이 생길 수도 있다. 따라서 각질 제거는 자제하되 이마, 코, 턱 부위의 피지분비가 활발한 곳만 자극이 적은 제품으로 부분적인 각질 제거를 해줘야 한다. 간혹 얼굴 전면의 각질을 제거할 때는 미리 수분팩을 해서 피부를 진정시킨 다음에 해야 자극이 적다.

❸ 마사지

　　일반적인 마사지는 민감성 피부에 자극이 되므로 여드름 피부와 같이 림프 마사지가 적당하다. 마사지 방법을 잘 모르면 깨끗이 세안한 얼굴을 따뜻한 손으로 가만가만 눌러 혈액순환을 원활히 해주는 것이 좋고 지압점을 눌러주는 것도 좋은 방법이다.

❹ 팩

● 진정팩 _ 시금치 해초팩

　　재료 : 시금치 5개, 해초가루 약간, 젖은 거즈 1장

　　방법 : 깨끗이 씻은 시금치를 잘게 으깨어 즙을 짜낸다. 이 즙에 해초가루를 섞어 걸쭉하게 만든다. 세안된 얼굴의 눈 주위와 입술에 아이 젤을 바르고 젖은 거즈를 덮은 다음 그 위에 준비된 재료를 바른다. 약 20분 후에 젖은 해면으로 부드럽게 닦아내고 민감성 피부용 스킨으로 마무리한다.

● 진정팩 _ 구기자팩

　　재료 : 구기자 우린 물, 해초가루 1/2티스푼, 젖은 거즈 1장

방법 : 구기자 우린 물에 해초가루를 섞어 걸쭉하게 만든다. 눈과 입술에 아이 젤을 바르고 젖은 거즈를 덮은 다음 그 위에 준비된 재료를 바른다. 약 20분 후에 젖은 해면으로 부드럽게 닦아내고 민감성 피부용 스킨으로 마무리한다.

❺ 기초제품

민감성 피부 전용 제품을 쓰되 피부에 테스트를 해본 후 트러블이 없으면 건성용을 써도 된다. 간혹 화장품을 주기적으로 바꿔줘야 피부의 면역력이 길러진다는 말에 제품을 자주 바꾸는 사람이 있는데, 민감성 피부의 특성상 계속 트러블이 발생하므로 본인에 맞는 제품을 꾸준히 써야 한다.

:: 복합성피부, 부위별로 따로 관리한다

복합성 피부는 2가지 이상의 피부 증상이 동시에 나타나는 피부로 볼과 양쪽 눈가의 잔주름은 건성, T-zone부위(이마, 턱, 코)는 지성이거나 여드름이 있는 피부를 말한다. 복합성 피부를 관리하는 가장 좋은 방법은 부위별로 기초제품과 관리 방법을 달리하는 것이나, 사정이 여의치 않을 때는 상황이 심각한 부위에 맞춰 관리한다.

❶ 클렌징

여드름이 심하지만 않다면 일반적인 로션 타입을 사용한다. 대신 피지가 많은 부위 때문에 이중 세안을 해야 한다.

❷ 각질관리

건조한 부위는 주 1회, 지성인 부위는 주 2~3회로 구분하여 각질을 관리한다. 지나친 각질 제거로 인해 피부가 민감해지지 않도록 주의한다.

❸ 마사지

건성인 부위를 위해 주 2회 정도의 마사지가 좋으며, 유분기가 많지 않은 것을 사용하도록 한다. 지성인 부위의 여드름이 심하면 림프 마사지를 해주는 것이 좋다.

❹ 팩

건성인 부위는 건성 피부용 팩을 지성인 부위는 지성 피부용 팩을 해준다. 팩 사이에 경계가 생기지 않도록 꼼꼼히 발라준다.

❺ 기초제품

부위별 피부 타입에 따라 모두 구비하는 것이 가장 이상적이다. 한 가지만 선택한다면 건성 피부나 지성 피부에 모두 무리가 없는 수분 위주의 제품이 좋다. 대신 피지 조절 에센스 정도는 따로 구매하여 T-zone 부위의 피지관리를 해야 한다.

:: 상황별 피부 관리법

사람의 피부는 기본적으로 중성, 건성, 지성 등으로 나눌 수 있지만 계절에 따라, 주변 환경에 따라 그리고 본인의 건강상태에 따라 수시로 변할 수 있다. 건성 피부인

데도 여드름이 나는가 하면 한 번도 나지 않았던 알레르기가 어느 순간에 피부 표면으로 튀어올라오기도 한다. 갑작스레 기미나 주근깨가 생기기도 하며 세월의 흐름을 잊은 채 지내다가 어느 순간엔가 거울에 비친 자신의 모습이 갑자기 늙어버렸음을 느끼기도 한다.

그래서 피부 관리는 어느 한 순간도 방심해서는 안 되며 수시로 체크해야 한다. 색소가 더 진해지기 전에, 주름이 더 깊어지기 전에 미리미리 관리해서 호미로 막을 일을 가래로 막는 일이 없도록 해야 한다. 몇 가지 피부 증상의 사례를 통해 빠르고 현명하게 대처할 수 있는 방법을 알아두도록 하자.

❶ 피부는 건성인데 눈썹 주위에 여드름 같은 뾰루지가 나요.

아무리 건성 피부라도 얼굴의 T-zone 부위는 다른 부위보다 피지 분비가 많다. 건성 피부라고 해서 클렌징을 소홀히 하거나 유분이 많은 크림을 지나치게 많이 바를 경우 영양공급이 과다해져 여드름을 유발할 수 있다. 눈썹은 여성들이 메이크업을 즐겨하는 부위인데 클렌징이 제대로 되지 않고 메이크업 잔여물이 남은 경우 모공을 막아 뾰루지가 날 수 있다. 이런 경우 클렌징할 때 면봉에 클렌징 로션을 묻혀 눈썹 사이사이를 꼼꼼하게 닦아주면 며칠 이내에 뾰루지가 사라지는 것을 볼 수 있다. 또한 주기적인 각질 제거와 딥 클렌징으로 모공청소를 해주면 좋은 효과를 볼 수 있다.

❷ 지성 피부인데 입가에 버짐같이 하얗게 각질이 돋아요. 영양크림을 바르면 좋아질까요?

피지분비가 많은 지성 피부라도 건조하고 바람이 많이 부는 봄철에는 각질이 일어날 수 있다. 수분이 부족한 경우도 마찬가지다. 이런 경우 무조건 각질만 제거한다면 피부는 더욱 거칠어지고 각질이 들뜰 것이다. 가벼운 각질제거와 수분팩을 병행해서 피부를 진정시키는 것이 좋다.

❸ 화장품이 피부에 맞지 않아 알레르기가 생겼어요.

피부 트러블은 화장품이 맞지 않아 생기는 알레르기, 화학적 · 물리적 자극에 의해 생기는 자극성 트러블이 있다.

알레르기는 피부의 반응이 수포, 뾰루지 등 다양하며 경계가 불분명하고 원인을 제거한 후에도 증상이 더 심해지며 가렵다. 반면 자극성 트러블은 반응이 단순하며 경계가 분명하며 증상은 아리고 쑤시며 원인을 제거하면 증상이 감소하거나 더 심해지지 않는다.

그러나 증상이 심할 경우는 병원을 찾는 것이 좋은 방법이다. 화장품이 맞지 않아 생긴 알레르기는 최대한 빨리 병원을 찾아 의사의 진료를 받아야 증상이 빨리 감소할 수 있다. 그냥 내버려두면 언젠가는 치유되겠지만 그 기간 동안 피부가 자극을 받아 색소나 주름이 생길 수 있다. 한 번 알레르기가 생긴 제품은 평생 멀리해야 하므로 자신에게 어떤 알레르기가 있는지 잘 기억해두어야 한다.

❹ 별다른 증상은 없는데 종종 피부가 군데군데 가려워요.

피부 표피의 적당한 수분량은 10~20%인데, 피부 건조가 심해 10% 이하로 떨어지게 되면 피부가 당기고 조이며 각질이 일어나고 심한 경우 간지러운 증상, 즉 피부 소양증이 생긴다. 문제는 소양감이 진전되면, 곧 피부 표면에 좁쌀 같은 것이 나타나게 된다는 것이다. 이런 경우 과도한 세안이나 목욕은 금하고 피부에 수분을 공급하는 팩이나 마스크를 하는 것이 좋으며 수분이 날아가지 않게 적당한 유분막을 만들어줘야 한다.

❺ 기미는 없앨 수 있나요?

이에 대한 답은 'Yes' 또는 'No'라고 할 수 있다. 왜냐하면 관리가 가능하기도 하고 불가능하기도 하기 때문이다.

기미와 같은 색소침착은 여러 가지 원인에 의해서 피부 표피로 올라오지만 주된 요인은 자외선 때문이다. 자외선이 피부 진피층에 닿을 경우 진피의 구성성분인 콜라겐과 엘라스틴 같은 섬유성 단백질의 연결고리를 끊어 탄력을 잃고 주름이 생기게 된다. 그래서 우리 피부 스스로가 자외선의 방어막으로 내보내는 것이 색소이다. 그런데 이 색소가 자신의 역할을 한 이후엔 없어져야 하는데 피부가 약하다보니 그냥 자리 잡게 된 것이다. 피부가 건강한 사람은 색소가 올라오더라도 곧 없어진다.

이 색소 중에서도 연한 베이지색, 갈색, 검은색 등은 시간이 좀 걸리더라도 없앨 수 있는 가능성이 있다. 그러나 청색, 자회색 같은 경우는 진피층에 색소가 자리 잡은 경우이기 때문에 거의 불가능하다.

색소를 없애기 위해서는 피부의 건강을 회복하면서 비타민 C를 투입해 색소를 없애주는 것이 좋다. 비타민 C는 수용성이므로 물에 녹여 사용하는데 피부의 각질층은 물이 통과하기 어렵기 때문에, 비타민 C 투입기능이 있는 별도의 기기를 쓰는 것이 효과적이다. 피부의 건강은 일단 몸속이 건강해야겠지만 피부 표면의 건강을 위해서는 꾸준한 마사지와 피부 타입에 맞는 팩과 마스크가 도움이 될 수 있나.

❻ 여드름은 언제 없어지나요?

여드름의 원인은 유전이 80%로, 부모님으로부터 물려받은 남성호르몬의 영향에 의해 발생한다. 호르몬에 관계된 문제이기 때문에 남성호르몬이 줄지 않는 이상 여드름은 없어지지 않는다. 그래서 피부과에서는 종종 약을 권하기도 하지만 약을 끊을 경우 재발할 가능성이 많다. 결국 여드름은 없어질 때가 되면 알아서 없어진다. 그때까지 여드름으로 인해 피부가 손상 되지 않도록 관리가 필요하다.

여드름은 꾸준한 관리로 모공이 커지지 않게 그리고 흉터가 남지 않게 관리해야 한다. 규칙적인 각질 제거로 불필요한 각질이 모공에 쌓이지 않게 관리하고, 여드름을 악화시킬 수 있는 요인(스트레스, 불면, 변비 등)을 가능한 제거하고 음식도 골라먹을 필요가 있다. 피해야 할 음식은 지방이 많은 고기류, 설탕, 술, 담배, 자극적인 음식, 우유, 커피 등이고 신선한 과일과 야채, 지방을 뺀 살코기, 생수, 생선 등을 먹으면 좋다.

❼ 입술이 건조하고 갈라져요.

얼굴 중에서 관리가 소홀하기 쉬운 곳이 바로 입술이다. 그러나 입술은 우리 피부 중에서 주름이 제일 많은 곳으로 각질층이 얇아 조그마한 자극에도 손상받기 쉽다. 건조하면 갈라지고 립스틱 사용으로 색소 침착이 생겨 입술색이 칙칙해지기도 한다.

얼굴에서 입술처럼 예민하고 연약한 부분이 눈 주위이다. 입술 전용 제품이 따로 나와 있지 않으므로 조건이 비슷한 눈 관리 제품을 함께 써도 상관없다.

입술을 관리하기 위해서는 눈과 같이 전용 메이크업 리무버로 지우고 수시로 마사지해주며 아이크림과 에센스를 꼬박꼬박 발라주어야 한다. 단, 각질 제거는 하지 않는다. 시중에 입술 보호크림이 나와 있지만 각질만 두터워지기 때문에 평상시 아이크림과 에센스를 섞어 발라준다면 굳이 사용하지 않아도 된다.

:: 피부도 계절을 탄다, 계절별 피부 관리법

아무리 건강한 피부라고 해도 계절에 따라 혹은 주변 환경에 따라 변하게 마련이다. 더욱이 나이가 들면서 지성 피부도 건성 피부가 될 수 있다. 피부 관리는 환경의 변화에 따라 꾸준히 해야만 건강하고 아름다운 피부를 유지하거나 개선할 수 있다.

SPRING 봄철 피부 관리법

건강하고 아름다운 피부를 위해서 특별히 봄에 해야 할 일들은 무엇일까? 먼저 피부에 영향을 미칠 수 있는 봄의 특성부터 살펴보자.

봄은 건조한 날씨와 먼지, 그리고 자외선이 증가하는 계절이다. 건조한 날씨는 피부를 메마르게 만들고 여기에 황사와 꽃가루가 더해진 먼지는 피부를 오염시켜 가려움증과 따가움은 물론 심할 경우 발진이나 발열, 부종으로까지 이어지는 피부염과 피부 알레르기를 일으킬 수 있다. 게다가 자외선이 증가하면서 기미나 주근깨 같은 색소침착을 유발할 수 있으며 자외선에 의한 광노화를 촉진시킬 수 있어 피부의 건강을 지킬 수 있는 대비책이 필요하다.

❶ 각질관리로 피부를 맑고 투명하게!

얼굴각질은 사시사철 관리해야 하는 품목 중의 하나이긴 하지만 특히 봄에는 건조해진 날씨로 인해 유난히 두드러진다. 그렇다고 무조건 때수건과 같이 거친 타월로 문지르면 피부가 더 거칠어지고 예민해지므로 자극이 적은 제품을 이용해 부드럽게 제거해주는 것이 좋다. 각질을 제거한 후에는 반드시 보습팩이나 보습마스크를 이용해 수분을 공급해주고 피부가 예민한 사람은 진정팩을 해줘야 한다.

피부가 지성인 사람은 이 시기에 기온이 올라가면서 피지의 분비가 왕성해진다. 봄의 건조한 날씨 덕에 수분은 부족하고 유분이 많아지면 여드름이나 뾰루지가 생기기 쉽다. 규칙적인 각질관리로 여드름과 뾰루지를 예방할 수 있다.

❷ 자외선을 차단하라!

봄에 증가하는 자외선은 피부에 홍반과 색소를 유발할 수 있다. 이에 대비하기 위해서는 피부의 건강을 유지하는 것이 먼저이고 그 다음에 자외선 차단제를 항상 바르고 다녀야 한다. 자외선 차단 지수인 SPF 수치는 20~25가 적당하며 수치가 너무 높으면 피부나 눈 점막에 자극을 줄 수 있으므로 개인의 피부에 맞는 제품을 선택해야 한다. 자외선 차단제에 알레르기가 있는 사람은 알레르기 유발 물질을 찾아 그 성분이 함유되지 않은 제품을 사용해야 한다.

하루 중 자외선이 강한 시간대는 오전 10시에서 오후 2시 사이이며 이때는 가급적 외출을 삼가고 부득이한 경우에는 자외선 차단제를 필히 사용해야 한다. SPF수치가 아무리 높다고 해도 땀으로 인해 지워질 수 있으므로 적어도 2시간마다 발라주어야 하며 사정이 여의치 않으면 모자와 선글라스, 양산을 준비하도록 하자.

❸ 내 주변부터 깨끗이!

얼굴만 깨끗이 관리한다고 끝이 아니다. 더러운 환경은 먼지, 진드기 등 알레르기를 일으키는 실내 오염원을 키워내므로 집, 사무실 등 실내 환경을 깨끗이 하는 데도 주의를 기울여야 한다. 특히 집먼지 진드기는 알레르기성 피부질환을 일으키므로 진드기의 서식지인 침대, 이불커버, 카펫 등을 청결히 관리해야 한다. 수시로 먼지를 털어주고 진드기가 살지 못하도록 건조하게 관리하며 침대 매트리스는 항균 기능이 있는 것을 선택하도록 한다.

❹ 피로에서 벗어나자!

추운 겨울에 경직되었던 몸이 따뜻한 봄을 맞이하면서 모든 생리활동이 활발해져 에너지의 소모가 커지고 이로 인해 춘곤증이 생겨난다. 몸이 피곤하면 우리의 피부도 마찬가지로 지치고 피로해진다. 춘곤증을 이기기 위해서는 잠을 제시간에 충분히 자 두어야 한다. 숙면을 통해 피로와 스트레스를 해소해야 피부에 영양이 충분히 공급되어 외부 환경적인 자극을 이겨낼 수가 있다. 여기에 비타민 C까지 공급해준다면 금상첨화라고 하겠다.

SUMMER 여름철 피부 관리법

여름은 고온 다습한 기온으로 인해 땀도 많고 피지 분비도 많아 항상 피부가 촉촉한 상태를 유지하지만 지성 피부는 여드름으로, 건성 피부는 피부의 탈수 현상으로 인해 여러 트러블이 생기기 쉬운 상태이다.

❶ 자외선에 적극 대처하라!

강한 자외선은 구릿빛의 건강한 피부를 만들어주는 듯이 보이나 피부의 탄력을 떨어뜨리고 기미와 주근깨를 유발하며, 심한 경우 피부 화상을 입혀 아주 치명적인 손상을 입게 된다. 물론 자외선이 무조건 나쁜 것만은 아니다. 우리 몸에 비타민 D를 만들어 칼슘 흡수를 촉진시키고 강한 소독작용으로 세균과 바이러스의 활동을 억제하는 기능도 한다. 단, 이것은 적당량인 경우에 해당하는 얘기다.

신나는 바캉스에서도 자외선 차단은 필수이다. 특히 물놀이의 경우 물에 반사되는 자외선으로 인해 평소보다 150%에 해당하는 양을 쐬게 되므로 태양이 강한 시간은 피해야 한다. 운동을 하더라도 아침이나 저녁시간을 선택해 자외선을 최대한 피하도록 한다.

❷ 피부의 열을 진정시켜라!

혹 이미 피부가 많이 탄 경우라면 찬물이나 찬 우유로 냉찜질을 하여 열을 내린 후 진정팩이나 진정마스크를 해줘야 한다. 간단한 방법으로는 알코올이 적은 화장수를 냉장고에 보관했다가 시원해진 화장수를 화장솜에 충분히 묻혀 얼굴 전체에 올려놓으면 화끈거리는 피부가 진정된다.

마스크 중에서 멘솔 성분이 함유된 쿨 마스크는 피부의 열을 식혀주는 데는 좋으나 피부가 민감한 사람은 자극이 될 수도 있으므로 주의해서 사용한다. 선탠 후 각질이 일어나 벗겨지는 경우 억지로 떼어내거나 강하게 자극해서는 안 되며, 각질제거제를 사용하거나 때를 미는 행위 역시 절대 금물이다. 자연스럽게 떨어지도록 놔두는 것이 좋다.

❸ 몸 안에 수분을 공급하라!

여름은 우리의 신체 밖으로는 자외선에 대비하며, 안으로는 충분한 수분과 영양을 착실히 공급해야 가을철의 차가운 바람에 쉽게 손상되기 쉬운 피부를 미리 보호할 수 있다.

피부에 수분을 공급하는 일은 피부 겉에서 할 수 있는 일이 아니다. 피부는 표피라는 껍데기와 진피라는 본체로 나누어지는데 실제로 수분이 많이 필요한 곳은 진피 부분이다. 진피에 수분이 충분해야 탄력도 좋고 주름도 예방할 수 있다. 마사지나 팩을 이용해 피부 표피에 수분을 공급한다 해도 진피까지 들어가기는 어렵다. 전문 피부 관리실을 방문해 기기관리를 통해 보다 적극적으로 수분을 공급할 수 있으나 그 외에는 직접 물을 마시는 방법이 최고다.

실제로 우리의 몸은 필요로 하는 수분의 양보다 갈증을 덜 느낀다고 한다. 즉 갈증을 느끼는 것 이상으로 수분이 부족하다는 것이다. 그러므로 항상 수분을 충분히 보충해야 하며, 카페인이 든 음료나 차는 피하고 순수한 생수를 마실 것을 권한다. 탄산음료 역시 갈증을 해소할 듯 보이나 그렇지 못하므로 피해야 한다. 하루 필요한 물의 양은 약 1.2리터 정도이고, 운동을 했거나 땀을 많이 흘린 경우는 더 많이 보충해야 한다.

AUTUMN 가을철 피부 관리법

가을철에는 여름 내내 받은 자외선이 기미나 주근깨의 주범인 멜라닌 색소를 지나치게 많이 유발시켜 피부를 건조하게 만들고 노화를 촉진시킨다. 또한 갑자기 계절이 바뀌면서 기온이 내려가 피부의 기능이 저하되고 더욱 건조해져 건성 피부가 되거나 예민한 여드름이 유발될 수 있다. 이때 제대로 관리를 해주지 않는다면 더욱 예민해지고 노화를 촉진하는 지름길이 될 수 있다.

❶ 피부에 수분을 공급하라!

하루에 물을 맥주잔으로 7~8잔 마시는 것은 기본이며, 차가운 바람으로 인해 피부 표피의 수분을 빼앗기기 쉬우므로 수분공급은 필수이다. 공기가 건조해져 각질이 생기면 각질 제거를 먼저 한 후 원활한 혈액순환을 위해서 마사지를 한 다음 수분팩이나 수분마스크를 해주면 훨씬 효과가 좋다. 마사지는 피부 타입에 따라 약간 차이는 있으나 주 1~2회 정도가 좋으며 피부가 악건성인 경우 먼저 수분팩을 하고 나서 마사지를 해야 피부 자극이 없다.

❷ 묵은 각질과 색소를 없애라!

여름의 강한 자외선은 피부의 각질과 표피의 멜라닌 색소를 증가시켜 피부색을 얼룩덜룩하고 칙칙하게 만든다. 피부 표피세포의 교환주기를 원활히 해주기 위해서는 마사지도 좋지만 규칙적인 각질관리와 색소 관리가 필요하다.

색소를 없애기 위해서는 우선 피부가 건강해야 하며 화이트닝 기능이 첨가된 제품을 쓰는 것이 효과적이다. 한 번 생긴 피부 색소는 없애기도 까다로울 뿐 아니라 그대로 방치하면 더 진해질 수도 있다. 연한 갈색이나 베이지색 정도라면 그래도 없앨 수 있는 가능성이 높으므로 미리미리 손질해야 한다. 그대로 방치하여 까맣게 되면 병원 신세를 져야 한다.

먹어서 색소를 관리할 수 있는 방법 중의 하나가 비타민 C이다. 하루 70mg의 권장량을 꾸준히 섭취하면 간의 해독력을 증진시키고 피부의 멜라닌 색소 생성을 억제해 피부 미백에 도움을 준다. 또한 피부의 탄력을 주관하는 콜라겐의 합성을 촉진시켜 주름을 예방할 수 있다. 비타민 C는 수용성으로 하루 필요량만 남기고 나머지는 소변으로 배출되므로 그날그날 필요량을 섭취해야 한다.

WINTER 겨울철 피부 관리법

겨울은 건조하고 차가운 계절이다. 실내외의 온도 차이로 인해 피부가 자극받을 수 있다. 또한 야외에서 찬바람을 계속 쐬게 되면 살이 트고 심하면 동상도 걸릴 수 있다. 공기 중의 습도도 낮아져 표피의 건조함이 잔주름까지 유발하게 된다. 특히 피부에 수분과 유분이 부족한 건성·민감성 피부는 더욱더 자극받기 쉬운 피부가 된다. 지성·여드름성 피부도 수분 부족으로 인한 상대적인 유분량의 증가로 더욱 심해진 여드름 때문에 고생하게 되며 건성 피부처럼 수분 부족으로 인해 눈가나 입가의 잔주름을 경험하게 된다. 실내의 온도를 높이기 위한 난방기구들의 사용도 잔주름을 늘이는 요인 중의 하나다.

❶ 원활한 혈액순환을 위해 마사지를 하자!

건조한 피부에 수분과 영양을 공급하는 것도 중요하지만 이것을 잘 받아들일 수 있게 하기 위해서는 혈액순환과 림프순환을 원활히 할 수 있는 마사지가 좋다. 수분과 영양을 충분히 공급받은 세포는 새로운 세포를 생성하고 각질의 탈락을 촉진해 매끄러운 피부를 유지할 수 있게 한다. 마사지의 횟수는 피부타입에 따라 차이가 있으나 겨울철에는 1주에 2회 정도가 적당하다. 지성 피부는 유분기가 많은 마사지크림보다는 보습에센스에 수분크림을 1:1의 비율로 섞어 가볍게 마사지하는 것이 좋다.

❷ 피부에도 보약을 주자!

몸에 특별히 병이 없는 사람도 기운이 떨어지거나 자신의 신체의 허약한 부분을 건강하게 하고 싶을 때는 보약을 먹는다. 피부도 마찬가지다. 특히 겨울철에는 보약이 더욱더 필요한데 피부에 주는 보약이라면 앰플을 예로 들 수 있다. 앰플은 진공 포장된 용기에 보습, 재생, 미백, 탄력 등의 기능이 있는 원료를 넣은 것으로 이들은 무 방부제, 무색, 무향의 원료 자체이다. 피부 타입별로 기능에 맞게 선별하여 각질제거 후나 마사지 전후에 피부에 바르고 가볍게 두드려주면 된다. 단, 피부를 두드려 흡수시키는 데는 한계가 있으므로 석고마스크나 기기를 이용하면 좋은 효과를 볼 수 있다. 또한 다른 부위보다 표피가 얇은 눈가는 건조해지기 쉬운 부위이므로 세심한 관리가 필요하다. 눈 전용 아이크림이나 아이 젤을 이용해 충분한 보습과 영양을 주도록 한다.

:: 얼굴의 건강한 선이 살아난다! Self 경락 마사지

경락이란 무엇인가?

경락은 눈에 보이진 않지만 우리 몸의 에너지(氣)가 흐르는 통로이다. 이 통로는 우리 몸의 장부인 간, 심장, 비장, 폐, 신장 등의 오장과 담낭, 소장, 위, 대장, 방광 등의 오부에 연관되어 있으며, 이 경락의 길에는 에너지의 흐름을 조절하는 경혈점(침자리)이 있다. 경락과 경혈점을 잘 이용하면 우리의 몸을 건강하고 아름답게 유지하는 데 많은 도움이 될 수 있다.

경락 마사지는 어떻게 하나?

경락 마사지 전문가들은 개인의 몸 상태를 고려하여 일정한 방향성을 가지고 마사지하며, 경혈점을 자극하여 보다 효과적인 결과를 얻을 수 있다. 예를 들어 체형관리에 경락 마사지를 보조요법으로 쓰면 살이 더 빨리 빠질 수 있다. 전문 관리사들은 손을 이용하여 마사지를 하지만 손만으로는 힘들고, 손으로는 할 수 없는 기기의 장점이 있어서 기구와 기기를 병행하기도 한다.

혼자서 하는 경락 마사지가 효과가 있을까?

Self 경락 마사지는 집에서 혼자 할 수 있는 경락 마사지로, 단순히 문지르고 두드리는 마사지보다 훨씬 나은 효과를 볼 수 있다. 결국 문지르고 두드리는 행위도 우리가 알게 모르게 얼굴의 경락을 자극하는 행위이기 때문에 정확한 경락과 경혈점을 알고 마사지한다면 좋은 효과를 볼 수 있다.

Self 경락 마사지하기

마사지의 반복 횟수는 본인이 편안함을 느낄 때까지가 좋으며 너무 아프게 하지 않는 것이 좋다.

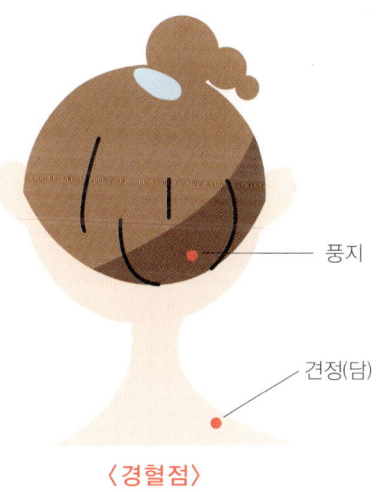

풍지

견정(담)

〈경혈점〉

① 목과 어깨 마사지

뻣뻣한 목과 어깨는 기의 흐름을 방해할 뿐만 아니라 혈액과 림프의 순환도 방해해 얼굴로 가는 영양공급과 노폐물 배출을 힘들게 한다. 그래서 얼굴색이 칙칙해지고 얼굴선이 울퉁불퉁해진다. 얼굴 마사지에 앞서 목과 어깨를 먼저 풀어주자.

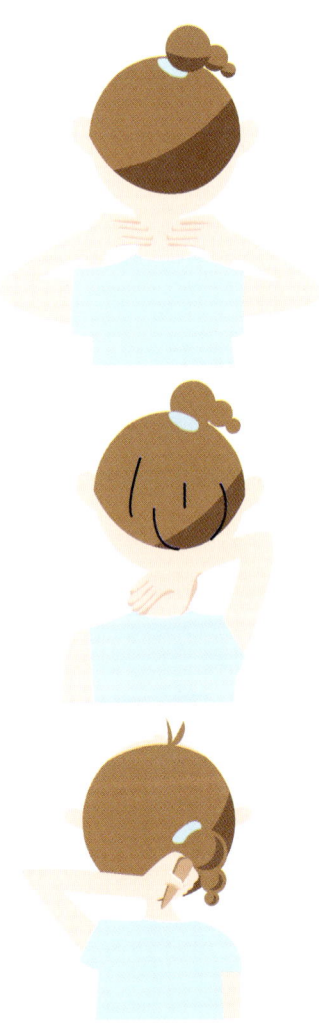

마사지1 : 양손의 네 손가락 지문 부위를 이용하여 경추(목뼈)의 양 옆에 있는 목 근육을 부드럽게 문지른다.

마사지2 : 그림과 같이 목 근육을 지그시 쥐었다가 3초간 멈춘 후 천천히 놓는 동작을 5회씩, 양손을 번갈아가면서 총 10회 반복한다.

마사지3 : 경혈점 그림을 참고해 목 뒤 후두골 아래 움푹 들어간 곳에 있는 풍지라는 경혈점을 찾아보자. 엄지나 볼펜의 뒤 꼭지를 이곳에 대고 목을 뒤로 젖혀 지그시 자극한다. 3초간 누르고 있다가 천천히 뗀다. 이 동작을 5회 반복한다.

마사지4 : 목이 건조한 사람은 약간의 영양크림 을 바른 후에 실시한다. 목을 정 가운 데서 오른쪽과 왼쪽으로 나누어 목의 오른쪽은 왼손으로, 왼쪽은 오른손으 로 한다. 엄지손가락 부분을 제외한 네 손가락으로 목의 중심에서 바깥쪽 으로 어깨까지 부드럽게 쓸어내린다. 피부가 약간 붉은 색을 띨 때까지 반 복한다. 한 손에 약 5회씩이 적당하다.

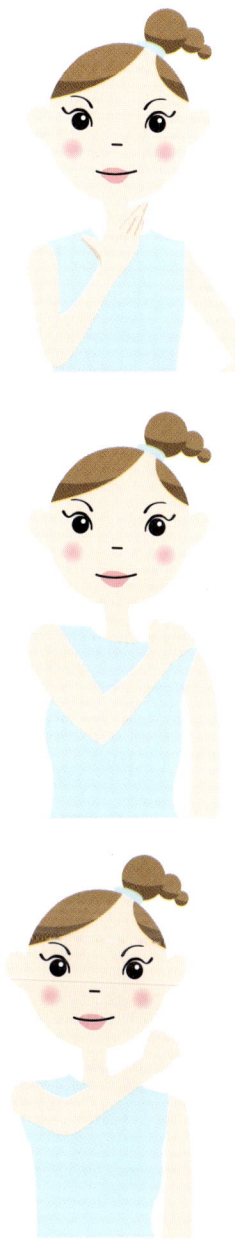

마사지5 : 손으로 반대편 어깨를 잡아 가운데 손 가락으로 지그시 눌렀을 때 제일 아픈 곳이 있다. 이 곳이 견정이라는 경혈 점이다. 견정을 중심으로 어깨의 승모 근을 지그시 쥐었다 3초간 머문 후 천 천히 놓는다. 한 손에 5회씩 반복한다.

마사지6 : 어깨의 견정 부위를 주먹으로 탁탁 두드려준다. 견정 부위를 제대로 맞 으면 찌릿하면서 시원하게 아프다. 양손을 번갈아가며 하되 한 손에 36 번씩 두드려준다.

❷ 이마와 눈썹 마사지

　　매끄럽고 반듯한 이마는 그 사람의 지성과 온화한 성품을 나타내주며 적당한 숱의
가지런한 눈썹은 건강하고 원만한 성격을 말해준다.

마사지1 : 다섯 손가락의 끝에 약간 힘을 주어
　　　　　앞머리에서 뒷머리로 쓸어넘긴다. 머
　　　　　리 전체를 골고루 쓸어주며 빗질하듯
　　　　　한다.

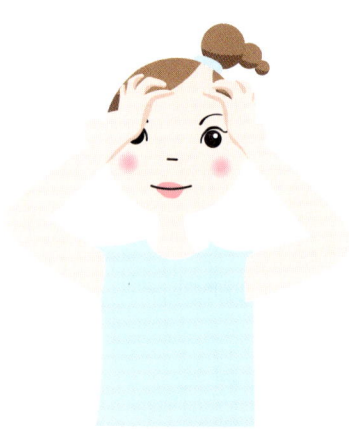

마사지2 : 손을 서로 마주 대고 비벼 따뜻하게
　　　　　한 다음 양손을 번갈아가며 이마를
　　　　　눈썹 부분에서 머리를 향하여 쓸어준
　　　　　다. 한 손에 18회씩 반복한다.

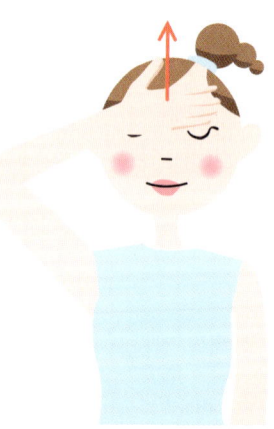

마사지3 : 오른손 손바닥으로 오른쪽 눈썹의 앞
　　　　머리에서 시작하여 대각선 방향으로
　　　　쓸어준다. 왼손도 마찬가지로 왼쪽
　　　　눈썹에서 시작하여 대각선 방향으로
　　　　쓸어준다. 한 손에 18회씩 반복한다.

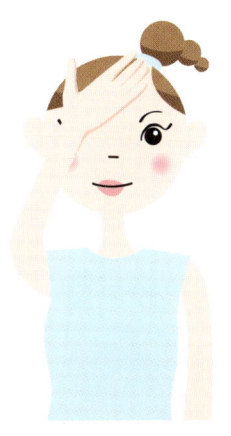

마사지4 : 눈썹 앞머리부터 시작하여 눈썹 중
　　　　앙, 눈썹 꼬리 끝까지 순서대로 지그
　　　　시 누르면서 지압한다. 한 부위당 5
　　　　회씩 지압한다.

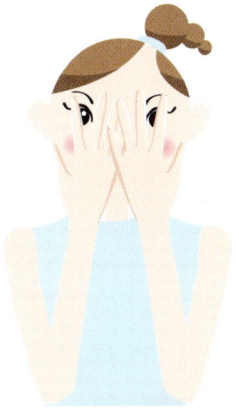

마사지5 : 오른손 엄지와 검지 사이에 왼쪽 눈
　　　　썹을 두고 앞머리에서 꼬리까지 쓸어
　　　　준다. 왼쪽도 오른쪽 눈썹과 같은 방
　　　　법으로 지압한다. 한 손에 18번씩 반
　　　　복한다.

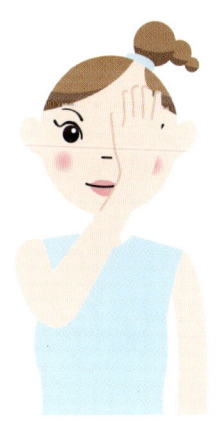

❸ 눈 마사지

요즘은 눈이 크고 둥글며, 눈동자가 큰 여자가 미인으로 꼽힌다. 그래서 쌍꺼풀 수술과 눈동자가 커보이는 써클 렌즈가 연예인, 일반인 가리지 않고 인기가 많다. 그러나 이 모든 것도 눈이 건강해야 빛을 발하는 법이다.

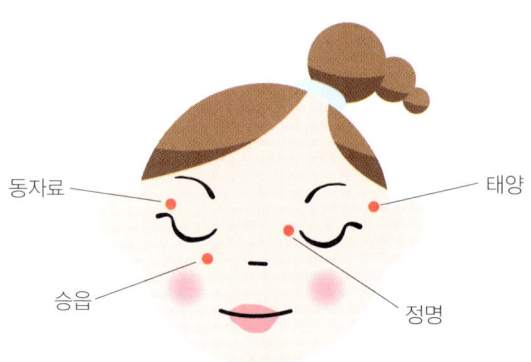

동자료

태양

승읍

정명

마사지1 : 양 손바닥을 문질러 따뜻하게 한 후
손바닥으로 눈을 지그시 누른다. 이
때 손바닥으로 살살 원을 그리듯 움
직여준다. 눈 주위의 근육이 충분히
이완될 수 있도록 한다.

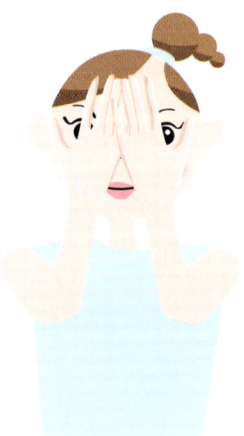

마사지2 : 양쪽 손의 중지손가락 지문 부위로 눈
　　　　　앞머리의 정명혈에서 시작하여 눈 아
　　　　　래의 승읍, 눈동자 끝의 동자료, 그 뒤
　　　　　에 태양혈까지 지그시 지압한다. 한
　　　　　부위당 5회씩 눌러준다. 지압이 끝나
　　　　　면 손바닥으로 눈 앞머리에서 꼬리를
　　　　　지나 헤어라인까지 18번씩 쓸어준다.

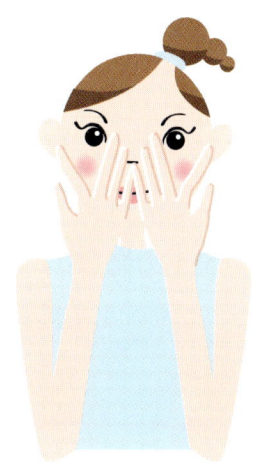

❹ 코 마사지

　코는 얼굴의 정중앙에 위치하고 있어 코가 바로 서 있어야 관상학적으로도 좋고
미관상 아름다울 수 있다.

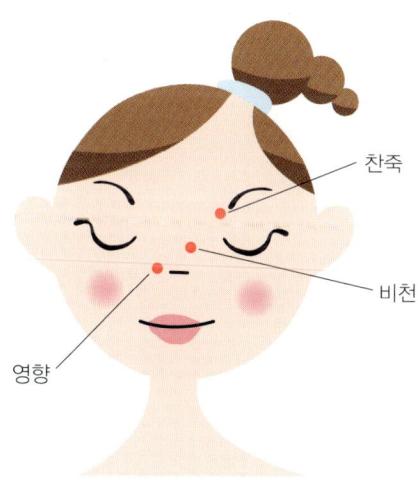

찬죽

비천

영향

마사지1 : 얼굴에 약간의 에센스나 영양크림 또는 마사지 크림을 바르고 하는 것이 좋다. 양쪽 콧방울의 영향혈 부위에서 눈썹 앞머리 찬죽까지 양손의 검지 지문 부위를 이용하여 강하게 오르내리며 문질러준다. 36회 반복한다.

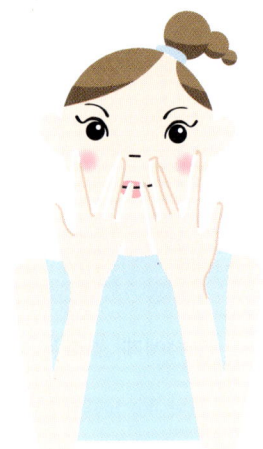

마사지2 : 콧방울 옆 영향혈 부위와 코 중간의 양 옆 돌출 부위인 비천혈을 중지 지문 부위로 원을 그리듯이 지압한다. 10회 반복한다.

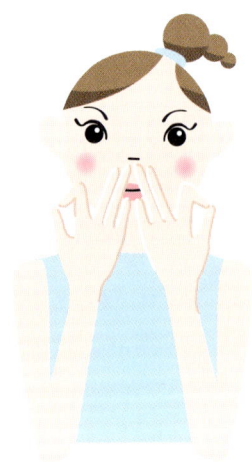

❺ 볼 마사지

　나이가 들어서도 통통하고 탄력 있는 볼살은 젊어보이게 해주고 삶의 여유로움을 느끼게 한다.

마사지1 : 볼 주위의 근육이 단단히 뭉쳐 있는
　　　　 사람에게 권하는 마사지다. 양손을
　　　　 따뜻하게 한 후 약간 턱을 받치듯이
　　　　 하여 각 손가락에 힘을 주어 볼살 전
　　　　 체의 근육을 부드럽게 풀어준다.

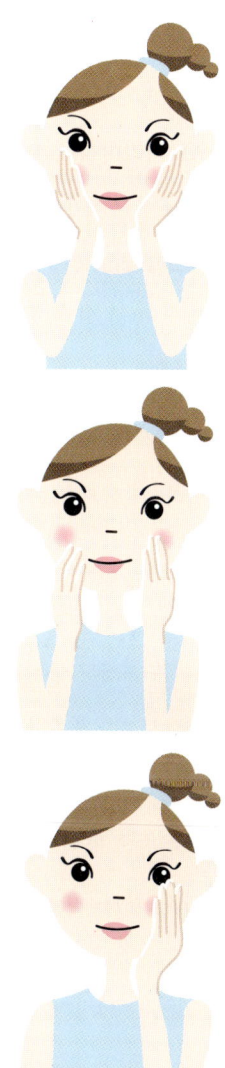

마사지2 : 검지, 중지, 약지를 코 옆 영향혈에서
　　　　 부터 나란히 놓고 위 방향으로 지그
　　　　 시 눌러가면서 지압한다. 10회 반복
　　　　 한다.

마사지3 : 오른손으로 오른쪽 볼을 턱에서 오른
　　　　 쪽 귀 앞까지 쓸어준다. 왼쪽 볼은 왼
　　　　 손을 사용하여 같은 방법으로 시행한
　　　　 다. 18회씩 반복한다.

❻ 턱 마사지

턱은 너무 뾰족하지도 너무 둥글지도 않은, 얼굴 전체가 달걀형인 모양이 좋다.

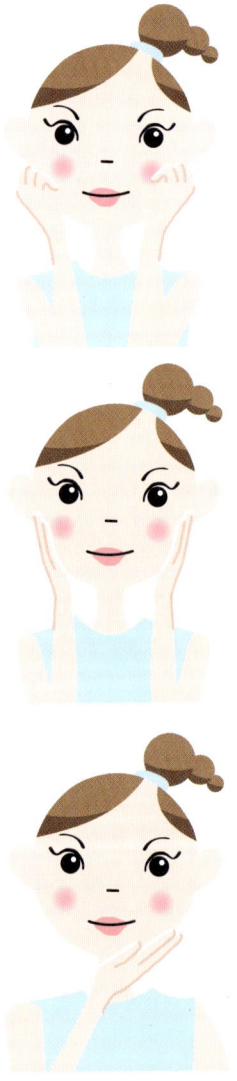

마사지1 : 턱 주위는 림프관과 신경줄기가 모여 있는 곳이므로 조심해서 마사지한다. 어금니를 지그시 물면 귀 앞쪽에 움직이는 근육이 있다. 양손을 가볍게 주먹을 쥐고 이곳을 부드럽게 풀어준다. 딱딱한 것을 즐겨 먹거나 껌을 자주 씹는 사람은 하관의 근육이 발달하여 사각 턱이 되기 쉬우므로 주의한다. 18회 반복한다.

마사지2 : 양쪽 귀를 검지와 중지 사이에 넣고 아래위로 쓸어주되 위로 쓸어 올릴 때 지그시 지압해준다. 18회 반복한다.

마사지3 : 오른손으로 턱 중앙에서 왼쪽 귀 뒤까지 쓸어준다. 왼손도 마찬가지로 오른쪽 귀 뒤까지 쓸어준다. 18회 반복한다.

❼ 입술 마사지

　여성에게 눈 다음으로 매력 포인트가 되는 곳이 입술이다. 입술은 붉고 윤기가 나며, 양끝 구각이 살짝 올라간 통통한 입술이 매력적이다. 윗입술과 아랫입술의 두께 비율은 1 : 1.2가 적당하다.

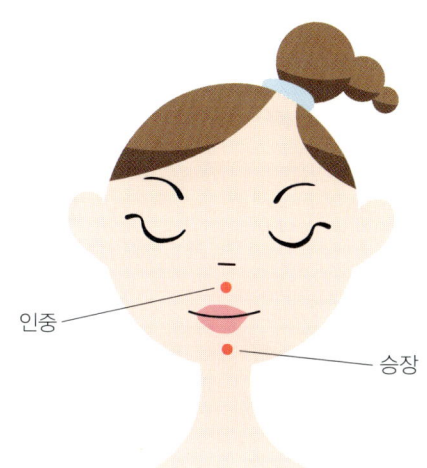

인중

승장

마사지1 : 검지, 중지, 약지의 끝으로 인중과 아
　　　　랫입술 아래쪽의 살짝 들어간 부분의
　　　　승장혈을 톡톡 두드린다. 36회씩 반
　　　　복한다.

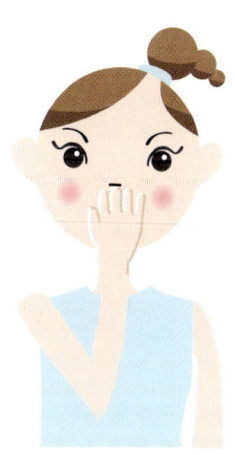

마사지2 : 입술 주위를 다섯 부분으로 나누어
각 10회씩 지압한다.

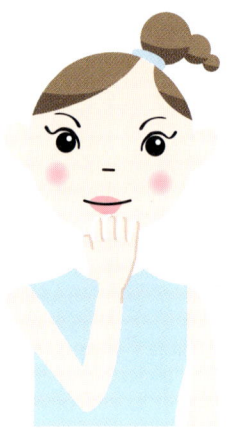

마사지3 : 양손의 검지를 이용하여 입술의 양쪽
끝부분을 끌어올렸다가 튕기듯이 놓
는 것을 10회 반복한다.

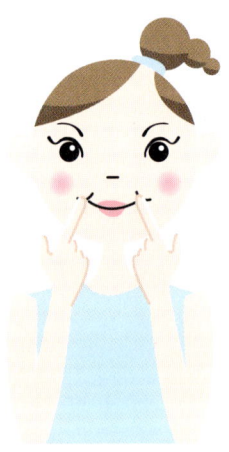

:: 피부에 좋은 습관 기르기 VS 피부에 나쁜 습관 버리기

피부에 좋은 습관 기르기

❶ 물을 하루에 1.2리터 이상씩 꼭 마신다

인체의 모든 영양분과 노폐물은 물을 통해서만 운반이 가능하며 성인의 경우 땀이나 소변으로 배출되는 물의 양이 하루 1.2리터이다. 따라서 물이 부족하면 영양공급이부족한 피부는 노화가 빨리 진행될 것이며, 노폐물이 쌓여 독소를 유발할 수도 있다.커피나 탄산음료는 이뇨작용으로 인해 갈증을 유발하므로 반드시 생수를 마셔야 한다. 물은 될 수 있으면 공복에 마셔야 흡수율이 뛰어나며, 식사 전후에 마시는 물은 음식물의 소화흡수를 저해할 수 있다.

❷ 밤 10시에서 새벽 2시 사이에는 반드시 잔다

피부 세포가 재생되는 시간이 밤 10시에서 새벽 2시 사이다. 이 시간에 잠을 자야만 피부세포가 건강하게 재생된다. 늦게 자거나 밤을 새면 몸에 쓸데없는 열이 쌓여얼굴로 치솟아올라 눈은 충혈되고 얼굴은 열이 떠서 수분을 빼앗겨 건조하게 된다. 인간은 잠을 통해서 안 좋은 열도 배출하고 스트레스도 풀며, 낮 시간 동안 경직되었던근육도 이완시킬 수 있다. 또한 수면 전에는 절대 금식해야 수면 중 피부의 신진대사를 높일 수 있다.

❸ 매일 매일 꼭 클렌징, 3분을 넘지 않게

메이크업을 하지 않은 경우라도 클렌징은 해야 한다. 매일 생기는 각질을 부드럽게 제거하기 위해서는 그날 그날의 클렌징이 최고의 방법이라고 할 수 있다. 각질이 쌓이기를 기다렸다가 필링 제품을 이용하여 한꺼번에 벗기는 것보다 훨씬 안전하고 효과적인 방법이다. 클렌징 로션이나 크림을 이용하여 얼굴의 구석구석을 골고루 문지르되 시간은 3분을 넘기지 않아야 한다. 3분을 초과하면 클렌징이 피부에 흡수되어 트러블의 원인이 될 수도 있기 때문이다.

❹ 매일 신선한 야채와 과일을 통해 비타민 C를 보충한다

비타민이 몸에 좋고 필수 영양성분인 것은 누구나 다 아는 사실이다. 그래서 요즘은 비타민을 함유한 식품들이 유행하고 있다. 그러나 넘쳐나는 비타민 함유제품 중 과연 천연 비타민 제품은 얼마나 될까? 합성 비타민의 경우 몸속에서 작용하는 기전이 천연 비타민과 다르기 때문에 과하게 섭취할 경우 오히려 부작용을 일으킬 수 있다. 비타민은 싱싱한 과일과 야채를 통해서 매일 섭취하도록 하자.

❺ 규칙적인 생활을 한다

피부가 건강하려면 먼저 몸이 건강해야 한다. 건강의 필수조건은 규칙적인 생활, 즉 제때 맞춰 먹고 자고 배변하는 것이다. 여기에 운동까지 더해진다면 금상첨화! 운동은 피부 나이를 10년은 젊게 할 수 있다. 일주일에 3회 이상, 1회에 30분 이상, 적어도 6개월 이상 꾸준히 해야 운동의 효과를 제대로 볼 수 있다. 누구나 아는 이야기지만 현대인이 가장 지키기 어려운 일이 아닐까 생각된다.

❻ 피부에 닿는 주위를 깨끗이 한다

피부에 직접적으로 닿는 장소나 물건은 수건, 베개 커버, 이불, 화장할 때 쓰는 분

첩, 화장 도구(브러시) 등이다. 우리가 매일같이 접하는 이 물건들의 청결을 소홀히 하게 되면 피부 오염의 원인이 된다. 수건은 매일 갈아주고 베개 커버와 이불도 자주 교체 해줘야 한다. 분첩과 브러시는 전용 세제로 세척해서 항상 청결하게 유지하도록 하자.

피부에 나쁜 습관 버리기

❶ 술과 담배는 피부의 적!

술과 담배는 아름다운 피부의 적이다. 술의 알코올 성분은 수분을 다량 배출시켜 피부를 건조하게 만들며 담배 역시 마찬가지다. 특히 여드름이 심한 사람이 담배를 피우게 되면 여드름 관리가 전혀 소용이 없게 된다. 아름답고 건강한 피부를 위해서 술과 담배는 가급적 끊어야 한다.

❷ 자외선에 당당한 맨얼굴은 NO!

현대인의 노화의 주범은 자외선이다. 자외선은 피부의 진피층까지 침투하여 콜라겐과 엘라스틴의 연결고리를 파괴하여 주름을 만들고 색소를 유발하여 얼룩덜룩하고 칙칙한 피부색을 갖게 한다. 보통 자외선은 3월부터 증가하여 7, 8월에 최고조에 이르렀다가 9월이 지나서야 그 양이 줄어든다. 하지만 오존층의 파괴로 인하여 자외선의 양이 예전보다 증가한 요즘은 사계절 내내 자외선 관리를 해야 한다.

❸ 위장장애와 변비를 예방하자

사람의 위와 장은 먹은 음식물을 소화 흡수하고 나머지 찌꺼기들은 체외로 배출하게 되어 있다. 그런데 이러한 기능들이 제대로 수행되지 못하면 그 영향이 피부까지 미치게 된다. 특히 변비가 있는 경우, 장내에 쌓인 노폐물이 배설되지 않고 오랫동안 쌓여 있어 유독물질이 발생해 여드름이나 기미를 악화시키는 원인이 되기도 한다. 위를 위해서는 맵고 짠 자극적인 음식들을 피해야 하며, 변비를 개선하기 위해서는 규칙적인 운동과 함께 섬유질, 물을 충분히 섭취해야 한다.

❹ 손으로 얼굴을 긁는 버릇은 고치자

무의식중에 손으로 얼굴의 이곳저곳을 비비거나 긁는 버릇은 피부를 자극하여 민감하게 하거나 각질을 두껍게 만들어 피부를 칙칙하게 한다. 지성 피부나 여드름 피부인 사람 중에 무의식적으로 얼굴에 난 여드름을 손톱으로 긁는 경우가 있는데 이는 여드름은 제대로 짜지 못하면서 피부 겉면에 상처만 남겨 여드름을 악화시킬 수 있다. 청결하지 못한 손으로 얼굴을 만지는 것을 삼가고 여드름 같은 피부 트러블은 전문가의 상담을 받도록 하자.

❺ 영양크림으로 번들번들한 내 얼굴!

여성들이 주로 쓰는 기초화장품은 스킨, 로션, 아이크림, 에센스, 영양크림 등 5가지가 넘는다. 여기에 미백, 주름개선 등의 기능성이 첨가된 제품까지 쓴다면 기초라인만 6~7가지의 제품을 피부에 바르게 된다. 문제는 이 화장품들이 다 피부 속 진피층까지 흡수 되느냐는 것이다. 물론 아니다. 일반적인 화장품은 피부의 표피층에만 머물 뿐 진피층까지 침투되지는 못한다.

그럼 남은 제품은 어디로 갈까? 피부의 모공 입구를 막아 트러블의 원인이 되고 피부의 호흡을 방해하게 된다. 그러므로 기초제품은 내 피부에 필요한 제품으로 피부가 흡수할 수 있는 양만큼만 바르면 된다. 예를 들면 로션과 에센스는 꼭 같이 쓸 필요가 없다. 둘 중에 자기 피부에 더 필요한 것을 골라 한 가지만 쓰면 된다. 영양크림도 특별한 기능성이 없다면 약간의 유분막이 필요한 사람(건성, 민감성 피부)만 쓰면 된다. 꼭 필요한 기초제품만을 골라 화장품 값도 절약하고 내 피부도 보호하는 일석이조의 효과를 노려보자.

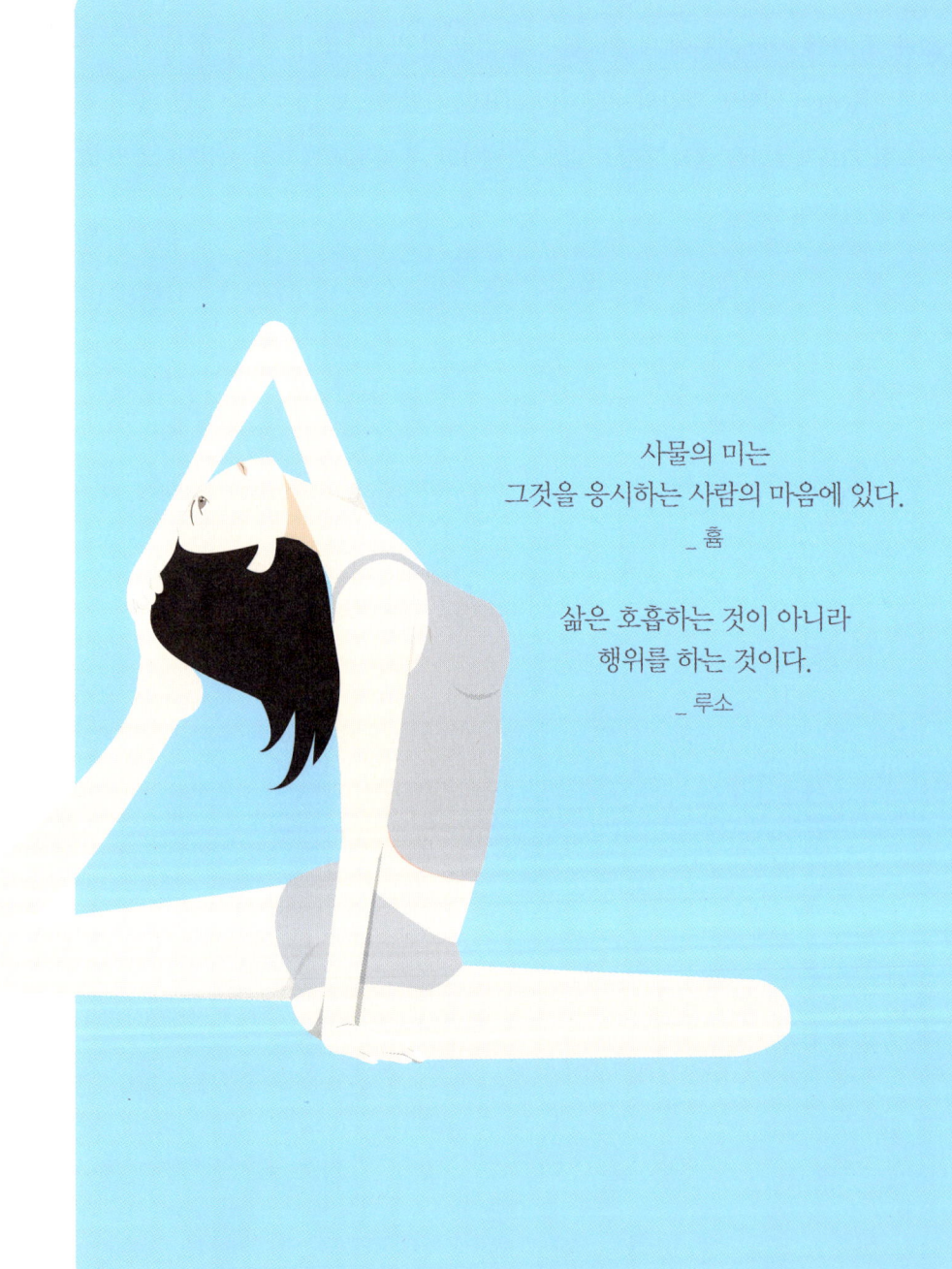

사물의 미는
그것을 응시하는 사람의 마음에 있다.
_ 흄

삶은 호흡하는 것이 아니라
행위를 하는 것이다.
_ 루소

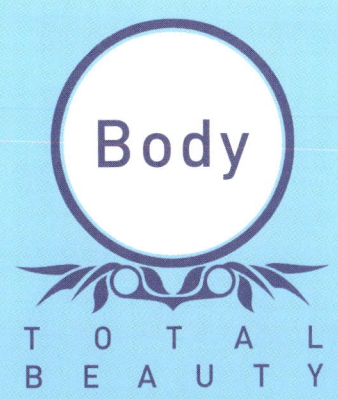

Body

TOTAL
BEAUTY

아름다운 바디라인 만들기

아름다움의 상징, 주름없는 매끄러운 목 만들기 • 옷맵시가 살아나는 어깨선
• 당당한 자신감, 곧게 뻗은 등라인 • 개미허리 안 부럽다, 날씬한 허리 • 통
통했던 똥배여, 이제 안녕~ • 볼륨감 넘치는 탄력적인 가슴 • 섹시 업, 힙 업
• 자신 있게 민소매를 입자, 날씬한 팔뚝 만들기 • 한 손에 잡혀주마~ 가는
손목 • 두꺼운 허벅지는 가라! • 무 다리가 웬 말, 날씬한 종아리 • 미니스커
트를 위한 예쁜 무릎 만들기 • 발목만 얇아도 다리의 절반은 성공 • 전체적인
바디라인을 살리는 목욕요법

● Body adviser 피트니스 요가의 최정열 원장

피트니스 요가

아름다운 몸매를 위한 공간인 피트니스 요가는 2001년 10월 이래 서구의 주류요가인 아쉬탕가, 빈야사, 아엥가, 비니요가, 비크람 요가 등을 소개해오고 있는 한국의 유일한 센터로, 여기서 몸의 휴식과 함께 마음의 평화, 나아가 삶의 기쁨을 찾도록 도와줄 것입니다. 한국에 소개하면서 수많은 일반요가 수련생과 지도자를 배출해오고 있다. 2001년 피트니스 요가 양재본원센터를 오픈한 이래 잠실, 종로, 목동 등 7개의 지점을 운영중이다.

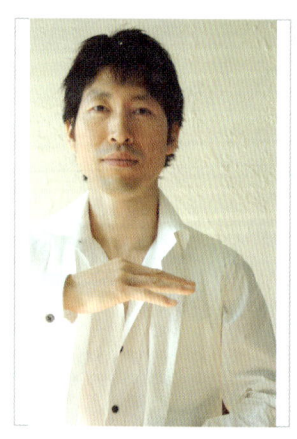

최정열 원장

고려대학교 및 동 대학원을 졸업한 후 인도 및 미국에서 요가를 수학했다. 현재 피트니스 요가 원장으로, 인터내셔널 피트니스 요가협회 이사, 피트니스요가협회 회장, 피트니스요가필라티즈협회회장, 하얏트 호텔 피트니스센터 요가 고문을 역임하고 있다. 월간조선 요가 부분 고문 및 칼럼니스트(골프요가 등 칼럼 다수)로 활동중이며 MBC, EBS 등의 방송은 물론 한국은행 및 대기업에서 요가를 지도하고 있다.

:: 아름다움의 상징, 주름없는 매끄러운 목 만들기

목은 심장에서 나온 혈액이 어깨를 거쳐 두뇌로 가는 생명의 장소이며, 또한 주름 없는 매끄러운 목은 아름다움의 상징이다. 목과 머리가 만나는 천정혈과 목뼈 양 옆의 근육은 쉽게 긴장되어 굳어지기 쉬우므로 이곳을 충분히 이완시켜주어야 한다. 또 이곳은 살이 붙기 쉽고, 굳어지면 두통이 올 수 있다. 우리의 목은 대개 앞으로 숙여져 있으므로 자주 뒤로 힘껏 젖혀주고 좌우로 반복해서 기울어주면 목선이 예뻐지고 목의 노화도 방지할 수 있다.

목주름을 예방하는 마사지법&운동법

❶ 오른손과 왼손으로 번갈아가며, 가슴 위부터 턱 아래까지 10회 정도 쓸어올린다. 이 동작을 반복하면 혈액 순환에도 도움이 된다.

❷ 두 손으로 목을 감싸고 안쪽에서 바깥쪽으로 밀어내듯 문질러준다.

❸ 목을 바르게 펴고 고개를 안쪽으로 살짝 당긴다. 어깨는 움직이지 말고 고개만 오른쪽으로 돌려준다. 반대로 왼쪽으로도 돌려주며, 정면인 상태에서 고개를 뒤로 젖혀 천정과 수평이 되도록 해준다. 각 5초씩 3회 반복해준다.

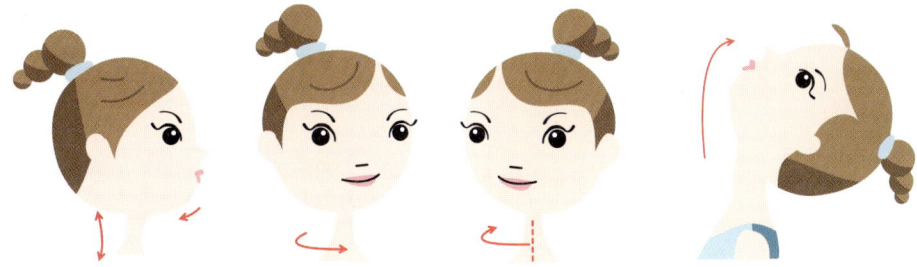

:: 옷맵시가 살아나는 어깨선

어깨는 상체의 유연성을 대표하는 장소이며, 바르고 곧은 어깨선은 기품이 있어 보인다. 팔과 상체가 만나는 어깨는 평상시 대개 안으로 오그라들어 있고, 관절 자체는 바깥 회전의 부족으로 유연성이 떨어진다. 어깨가 귀 쪽으로 너무 올라가지 않고 충분히 내려와서 열려 있을 때 건강하고 아름다운 어깨선이 된다.

어깨선을 아름답게 하는 마사지법 & 운동법

❶ 다리를 어깨 넓이만큼 벌리고 서서, 양손에 똑같은 무게가 나가는 물건을 집는다. 양팔을 아래로 내렸다가 가슴 윗부분까지 들어올리는 동작을 20회 반복한다.

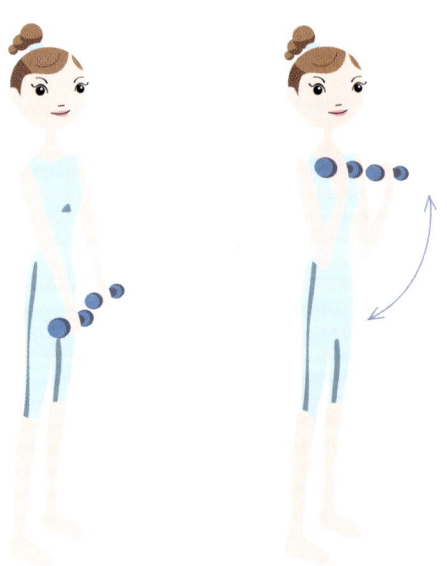

❷ 양팔을 좌·우로 어깨와 일직선이 될 때까지 들어올린다. 20회 반복한다.

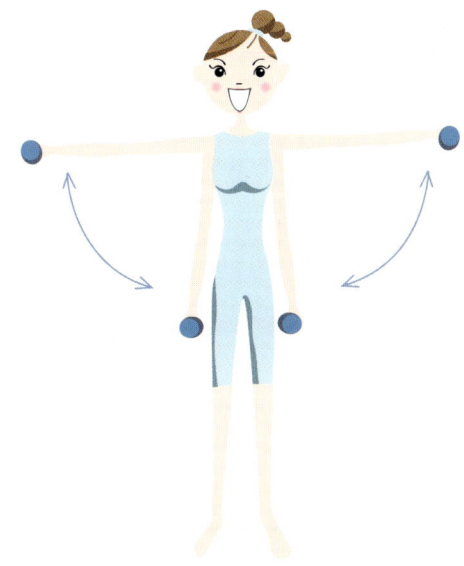

:: 당당한 자신감, 곧게 뻗은 등라인

몸은 상하, 좌우, 그리고 앞뒤의 균형이 생명이다. 몸 앞쪽의 내장의 튼실함과 뒤쪽 척추의 곧음은 건강의 지표이다. 목뼈, 등뼈, 허리뼈로 이어지는 척추가 바르면 가슴이 좁아지거나 등이 지나치게 넓어지지 않아 자연스럽고 아름답게 유지되는 깃이다. 현대인은 대개 지나치게 등판이 넓고 살이 많으며, 가슴은 좁아지고 어깨가 오그라들어 있다. 가슴이 활짝 젖혀지지 않으면, 감정 표현도 억제되어 가슴 쪽으로는 에너지가 흐르지 못한다. 오히려 혈액이 뭉치고 등판만 넓어져 살이 많이 오르게 된다.

군살 없는 등라인 만드는 운동법

❶ 무릎을 꿇고 앉아 등 뒤로 양손을 마주잡는
   다. 천천히 숨을 들이쉬면서 뒤로 젖힌다.
   이때 손바닥이 바닥에 닿도록 한다. 10회 정
   도 반복해준다.

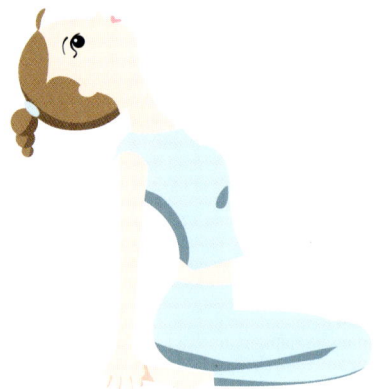

❷ 무릎을 꿇고 앉아 상체를 앞으로 숙이면서 머리가 바닥에 닿게 한다. 양팔은 깍지 낀 채
   로 등 뒤로 넘겼다가 등을 위로 펴면서 같이 올려준다. 10회 반복한다.

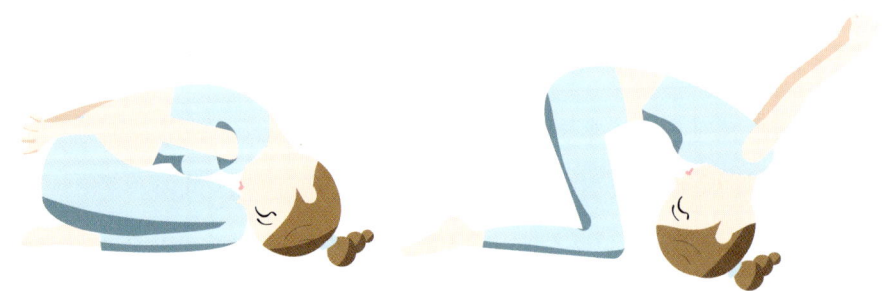

❸ 엎드려 두 손으로 바닥을 짚고, 상체를 위로 젖혀준다. 10초 동안 정지 자세로 있다가 좌우로 비틀어준다. 5회씩 반복한다.

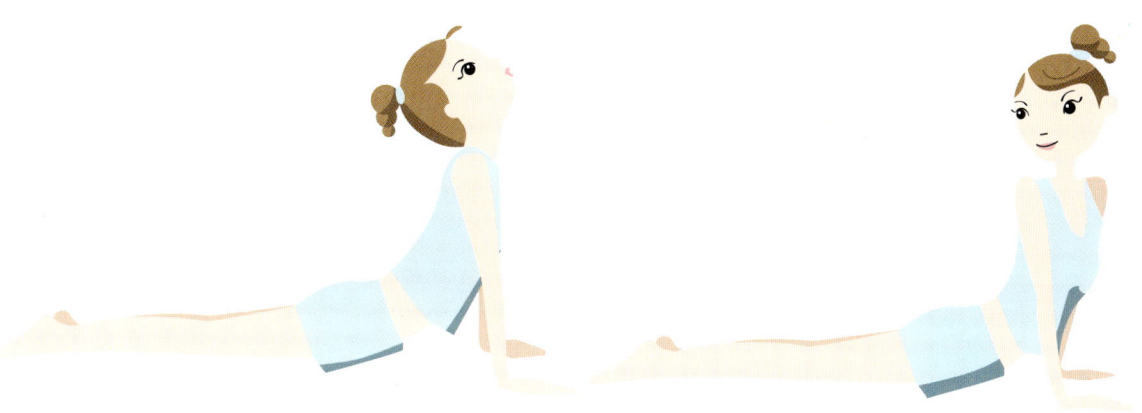

:: 개미허리 안 부럽다, 날씬한 허리

허리에는 신장이 자리하고 있다. 신장은 몸의 수분대사를 관장하며, 간이 고체쓰레기를 처리하는 데 비해 신장은 액체쓰레기를 처리한다. 좌우 허리 살이 어느 한쪽이 높거나 낮으면 미관상 아름답지 못할 뿐만 아니라 높은 쪽의 신장의 위치가 좋지 않아 몸이 붓거나 피부가 칙칙하고 푸석푸석해진다. 숨먹을 쉬고 가볍게 좌우 허리를 두드렸을 때 어느 한쪽이 아프면 그곳의 신장의 위치가 바르지 않고 건강하지 못한 것인데 이때는 충분한 마사지와 운동이 필요하다.

옆구리는 충분히 좌우로 기울여주어 굵어지지 않게 관리해야 하며, 좌측 옆구리가 심하게 당기면 변비가, 우측 옆구리가 심하게 당기면 설사를 하게 된다. 몸의 외적인 아름다움은 언제나 내적인 건강과 관련이 있다는 것을 명심하자.

날씬한 허리 만드는 운동법

❶ 양팔을 어깨 넓이로 벌리고 서서, 두 손을 깍지 낀 채 위로 쭉 올린다. 이 상태에서 좌·우로 번갈아가며 움직여준다. 굽힌 자세에서 5초 정도 머무르며, 연속된 동작으로 15회 실시한다.

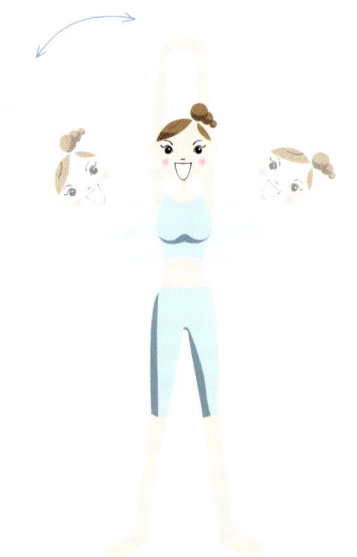

❷ 옆으로 돌아누운 자세에서 양손을 깍지 껴 머리 뒤에 붙이고 상체를 일으켜준다. 반대쪽으로도 돌아누워 각각 15회씩 실시한다.

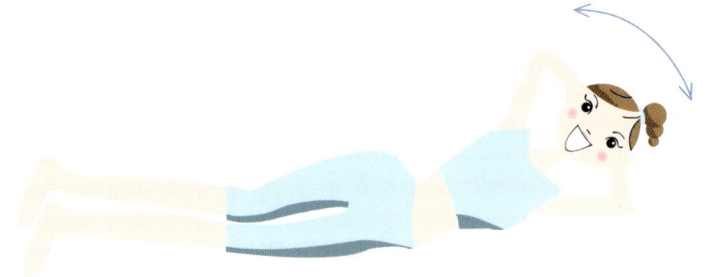

❸ 양손을 머리 뒤로 한 채로 누워서 양발을 어깨 넓이로 벌린다. 뒤꿈치를 엉덩이 쪽으로 당긴 후 양 무릎이 바닥에 닿도록 좌우로 기울여준다. 10회씩 반복한다.

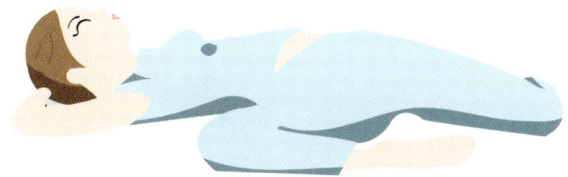

:: 통통했던 똥배여, 이제 안녕~

홀쭉한 복부와 잘록한 허리는 그 자체가 최고의 옷이다. 복부가 약하면 척추가 바로 서지 않고 배변이 어려워진다. 행복은 쉽게 찾아오지 않는다. 오직 스스로 흘린 땀만큼 몸은 아름다워지고 건강해질 수 있다. 어깨를 오그리고 가슴을 좁히면 배는 오히려 처지며 불러오게 된다.

많이 앉아 있는 현대인에게 복부는 팔다리에 비해 거의 움직임이 없는 부분이다. 이렇게 움직임이 거의 없는 복부는 지방의 좋은 서식처가 되는데, 한 번 정착한 복부의 지방은 창자가 비틀어지는 고통이 없이는 살 떠나가지 않은 알미운 놈이다. 근육이 지방을 밀어내느냐, 지방이 근육을 밀어내느냐의 싸움이며, 내가 이기느냐 지방이 이기느냐의 전투인 셈이다. 복부운동들은 대개 쉽지 않은 경우가 많지만, 평생을 이렇게 볼록한 배로 살 수는 없지 않은가? 이제 뱃살과의 즐거운 전쟁을 시작해보자. 복부의 건강과 아름다움을 위해 복부의 적당한 아픔을 즐기는 인내가 필요하다.

처진 뱃살과 똥배 줄이는 운동법

❶ 바닥에 엉덩이를 대고 몸이 V자 형이 되도록 상체와 하체를 45° 각도로 올려준다.

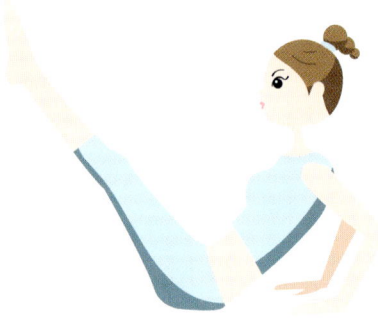

❷ 바닥에 반듯이 누워 다리를 직각이 되도록 올려준다. 그 상태에서 양 무릎을 가슴 쪽으로 당겨준다. 20회 반복한다.

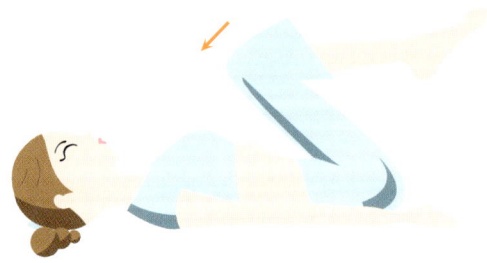

❸ 윗몸일으키기를 하듯이 누워서 오른쪽 팔꿈치와 왼쪽 무릎이 닿도록 움직인다. 반대로 왼쪽 팔꿈치는 오른쪽 무릎과 맞닿도록 한다. 15번씩 반복해준다.

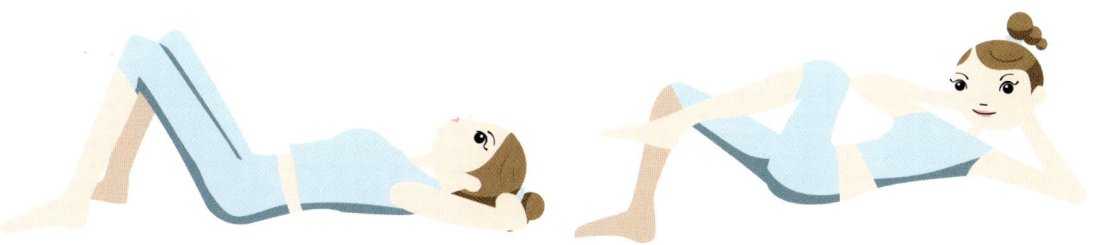

:: 볼륨감 넘치는 탄력적인 가슴

여성의 가슴은 남자에게는 에로틱한 대상이며 아이에게는 영양의 모선이다. 가슴은 혈액을 모유로 만드는 화학적 신비의 장소이면서, 남성에게는 호르몬을 자극하는 심리적인 신비의 장소이기도 하다. 자연의 입장에서 보면 여성의 몸은 월경과 임신, 출산을 위해 진화해왔으나 현대 여성의 경우 임신과 출산이 늦어지거나 없어지면서 유방, 자궁, 난소의 질환이 많아지게 되었다.

평소 가슴을 자주 마사지하여 혈액이 잘 흐르게 하고 가슴 속 하나 하나의 세포가 건강하도록 돌보아야 한다. 가슴은 근육이 아닌 지방으로 이루어져 있으므로 식사습관에 따라 비교적 작아지거나 커질 수 있고, 월경의 리듬과 함께 크기가 변하기도 한다. 가슴을 지탱해주는 대흉근 및 주변의 근육들을 자주 운동해 주면 가슴을 예쁘고 아름답게 유지할 수 있다.

아름답고 탄력 있는 가슴 만드는 운동법

❶ 가슴 높이에서 두 손을 손바닥부터 팔꿈치
  까지 맞붙게 하여 위로 올려준다. 한 번에
  10회씩 하루에 2번 실시한다.

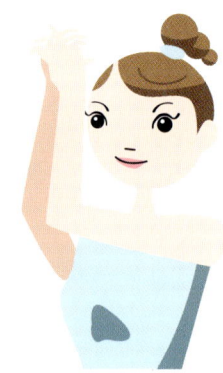

❷ 엎드린 상태에서 양손을 안쪽으로 마주보게 하고 상체를 가볍게 올려준다. 15회 정도
  실시한다.

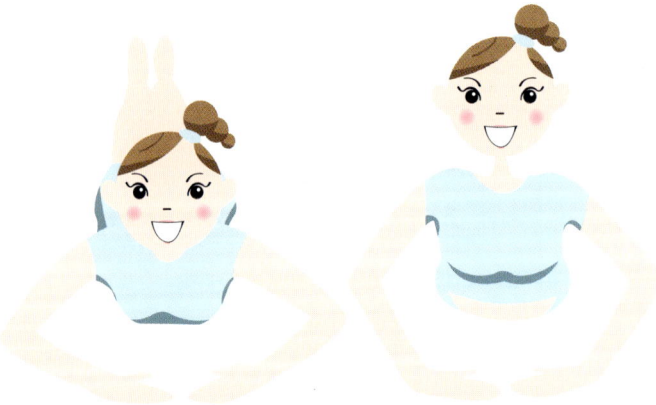

◎**TIP** 가슴을 망치는 나쁜 생활 습관　　●엎드려 자기, 노브라로 생활하기, 과도한 노출로 자외선
　　　　　　　　　　　　　　　　　　　　쐬기

:: 섹시 업, 힙 업

요가로 만들어진 작고 예쁜 힙을 이르는 말인 요가버트(yogabutt)가 유행이다. 역시 뒷모습의 관건은 힙 선에 있다. 아름다운 힙 선은 미의 상징일 뿐 아니라 젊음을 상징하는 것이다. 우리 몸의 섹시한 기관인 힙이 처지고 탄력적이지 않은 모습은 결국 노화를 의미한다. 사람들은 모두 섹시한 것에 관심이 많으면서도 실제로 섹시한 몸의 기관인 힙과 그 주변의 근육 운동에 대해서는 노력이 부족하다. 더 이상 섹시한 것에 대해 생각만 하지 말고 실제로 섹시해져야 한다. 힙의 이상 근육을 충분히 만들어주고 힙을 처지게 하는 지방들을 제거해보자.

엉덩이 처짐을 방지하는 운동법

❶ 양팔을 포개어 엎드린다. 양다리를 올린 다음, 번갈아가면서 올렸다 내렸다를 반복한다.

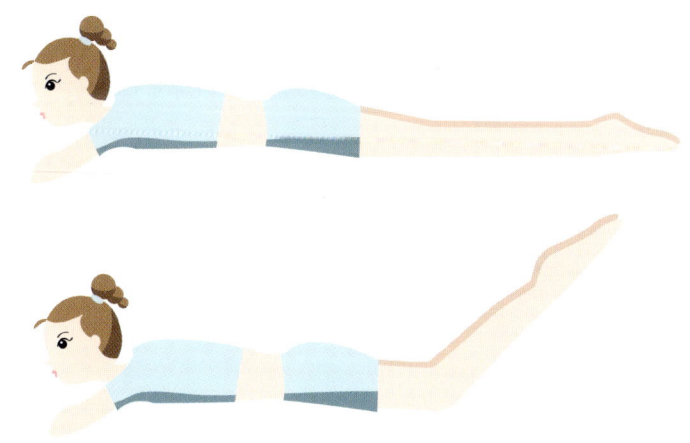

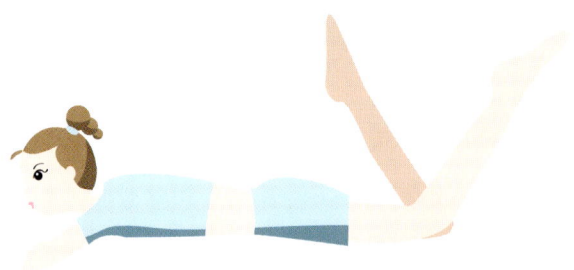

❷ 무릎을 세우고 바로 눕는다. 엉덩이와 배에 힘을 주고 엉덩이를 위로 살짝 들어올린다.
이 자세를 5초간 유지하다가 천천히 몸을 내린다.

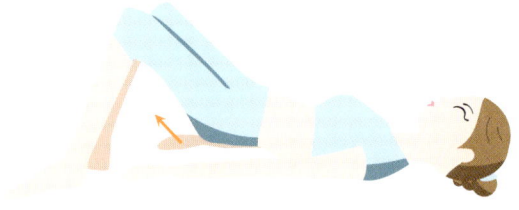

❸ 아무거나 잡을 곳만 있다면 할 수 있는 운동이다. 손을 짚은 뒤 한쪽 다리를 바닥과 $90°$
각도로 들어올려 앞뒤로 크게 흔든다. 무릎이 굽혀지지 않도록 하고 들어올린 다리는
발등을 쭉 펴준다. 좌우 각각 10회 정도 실시한다.

:: 자신 있게 민소매를 입자, 날씬한 팔뚝 만들기

살은 지방과 근육이다. 지방과 근육의 적절한 조화야말로 예쁜 몸의 조건이다. 지방은 비상시의 에너지원으로서, 그리고 추위를 줄여주는 외투로서 반드시 필요하다. 한편 근육은 아름다운 몸의 움직임을 가능하게 하고 지방을 예쁘게 붙잡아둔다. 사실 건강하게 먹고 충분히 운동할 때 몸의 아름다움을 실현할 수 있다. 운동은 근육을 사용하는 것을 의미한다. 팔의 근육은 뭉치게 하면서도 늘려주어야 하며, 또한 단순히 늘이거나 뭉치게 할뿐만 아니라 근육을 적절히 비틀어 줄 때 팔의 굵고 짧은 모양이 아닌 가늘고 긴 예쁜 모양을 유지하게 되는 것이다. 흔히 팔의 알통이 두려워서 운동을 피하게 되는 경우가 있는데 팔의 근육을 늘여주면서 비틀어 주면 알통이 아닌 가늘고 긴 아름다운 근육질의 팔을 갖게 되는 것이다.

팔뚝이 날씬해지는 운동법

❶ 무릎을 꿇고 손을 깍지 낀 채 바닥에 댄다. 팔꿈치를 바르게 펴주는 것이 포인트! 10초 동안 실시한다.

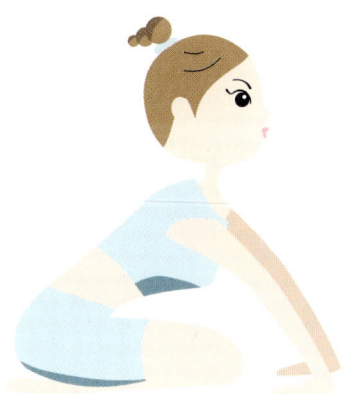

❷ 양팔을 좌, 우, 앞, 위, 아래로 쭉 뻗고 살이 떨릴 정도로 흔들어준다. 각 방향마다 10초
   씩 흔든다.

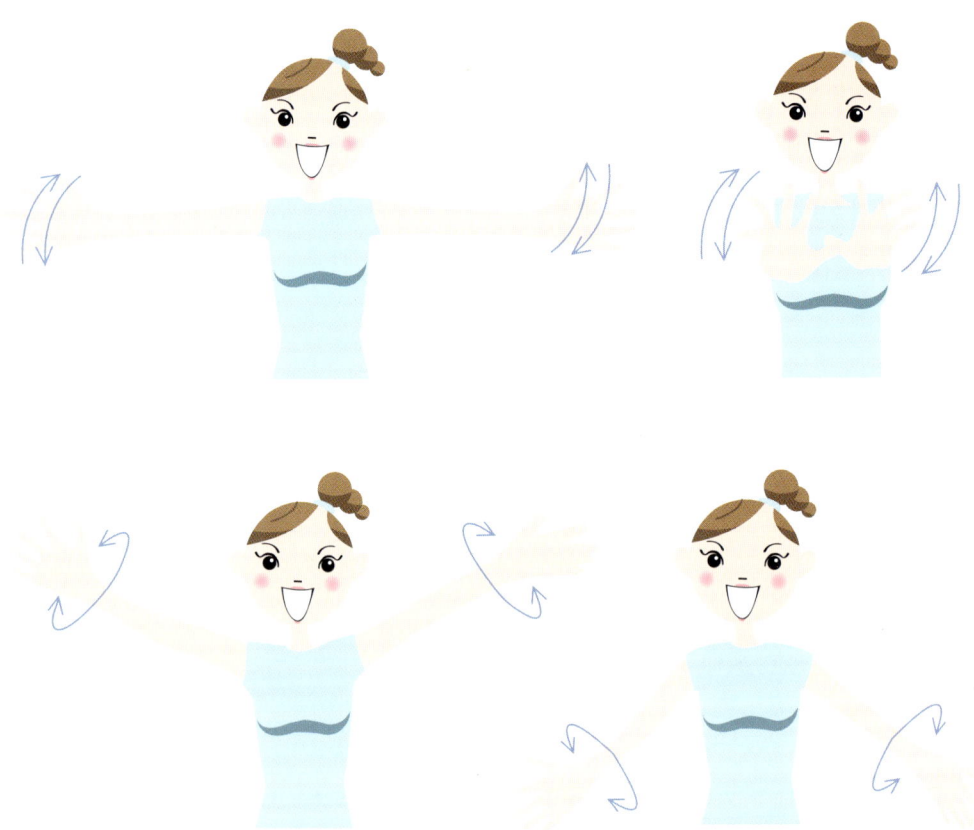

❸ 손을 등 뒤로 뻗어 한 손으로 다른 손목을 잡고 아래 위로 늘려준다. 반대쪽으로도 실시
한다.

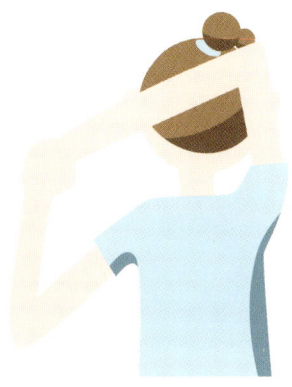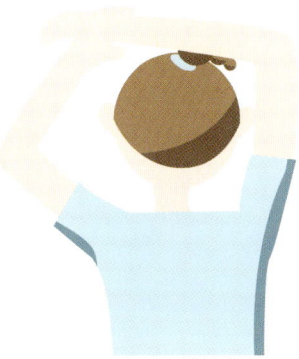

:: 한 손에 잡혀주마~ 가는 손목

관절을 건강하게 유지하려면 앞뒤로 기울이거나 젖히고, 좌우로 기울이거나 비틀
면서 회전하는 운동을 해주면 된다. 그러면 관절이 유연해지며 주변의 혈액순환이 좋
아져 붓거나 살이 오르는 가능성이 적어지는 것이다. 심장에서 나온 혈액은 어깨 관
절, 팔꿈치 관절, 그리고 손목 관절을 통해 손의 말단에 이른다. 관절 부분이 굳어 있
으면 주변 근육늘노 굳어시고 신경도 뭉쳐져 긴강괴 아름다움을 보장할 수 없게 된다.

어깨 관절은 평소에 팔을 어깨 안에서 가동시키는 내회전만 하게 되므로, 팔을 높
이 들거나 팔을 몸 뒤쪽으로 가져가는 외회전 운동이 필요하다. 팔꿈치 또한 굽히고
펴는 동작을 반복해주어야 한다. 손목을 평소에 충분히 돌려주면 인대가 건강해져 손
목을 잘 삐지 않는다. 가장 많은 뼈를 가진 손은 인체 중에서 가장 정교한 부분이다.
손목이 건강해야 손 또한 건강할 수 있는 것이다.

가는 손목 만드는 운동법

① 두 손을 X자로 엇갈려 깍지 낀 상태에서 앞으로 쭉 뻗는다. 깍지 낀 손을 그대로 배 쪽으로 당긴 다음 손목을 뒤집어 가슴으로 올려 앞으로 쭉 뻗는다. 10회 정도 반복한다.

② 손을 깍지 낀 채로 좌우로 X자 모양이 되도록 돌려준다.

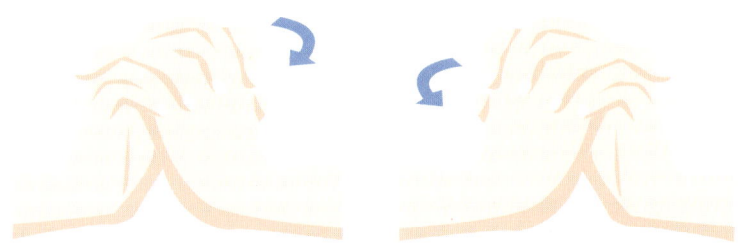

③ 손을 깍지 낀 채로 손에 힘을 주어 서로 밀어준다.

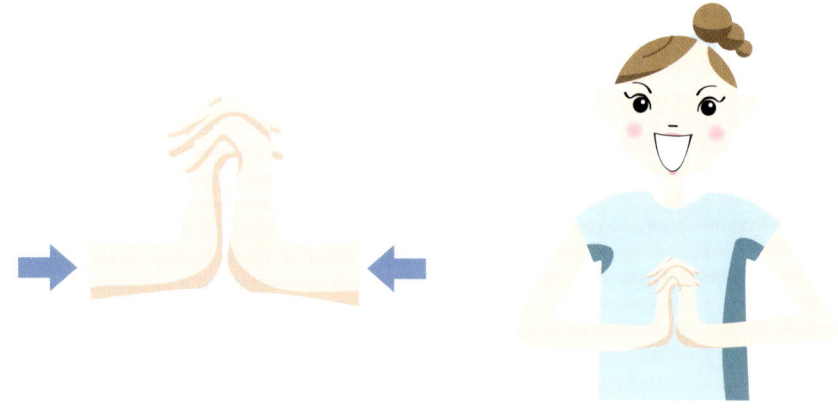

:: 두꺼운 허벅지는 가라!

우리 신체에서 가장 많은 근육을 가질 수 있는 곳이 바로 두 허벅지이다. 허벅지에 근육이 많아지면 운동단위(운동신경 + 근육)가 높아지고, 따라서 기초 대사량도 높아져 음식을 많이 먹어도 살이 찌지 않는 효과가 있다. 실제로 허벅지에 지방이 많이 생기면서 허벅지에 살이 붙고 그 살이 점점 위로는 배와 힙과 허리로, 아래로는 종아리와 발목으로 내려가 하체비만이 되는 경우가 흔하다. 그러므로 허벅지에 충분한 근육을 만들어 좀처럼 살이 찌지 않는 몸이 되어야 한다.

허벅지에 근육이 없으면 조금만 걷거나 서 있어도 힘들어져 주저앉게 되고, 이럴 경우 다시 더 적은 운동량으로 연결되어 비만의 지름길이 된다. 이것은 명백한 노화현상으로서 허벅지에 충분한 근육을 만드는 것은 비만을 막고 젊음을 유지하는 가장 중요한 비법이다.

허벅지를 날씬하게 만드는 운동법

❶ 옆으로 비스듬히 누워, 한쪽 팔을 바닥에 대고 몸을 지탱한다. 다리를 위로 올리고, 그 상태에서 앞쪽, 뒤쪽, 아래쪽으로도 움직인다. 각 3회씩 실시한다.

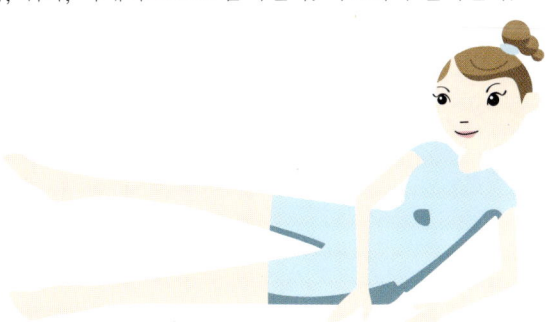

❷ 바닥에 누워, 양손으로 한쪽 다리를 잡고 가슴 쪽으로 올려준다. 5초 후에 다리를 위로 쭉 편다. 반대편 다리로도 실시한다. 각 5회 반복한다.

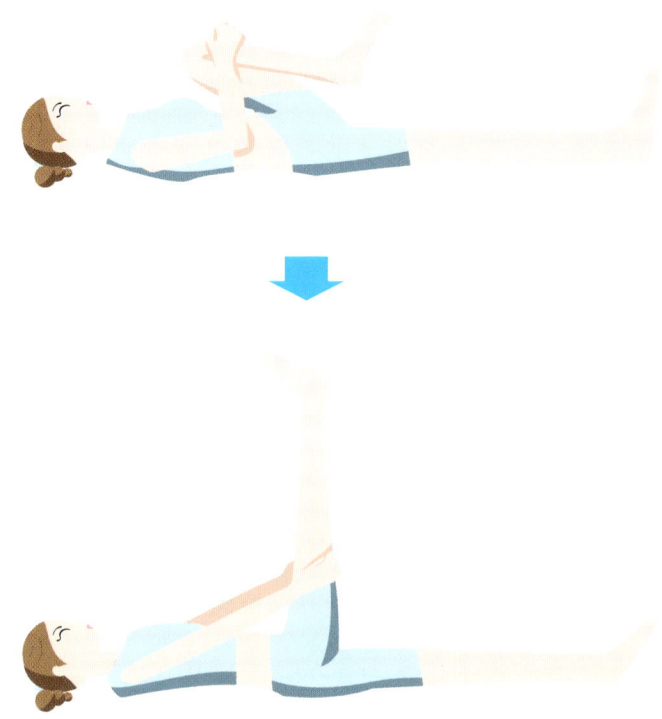

❸ ❷번과 방법은 비슷하나 앉아서 하는 운동이다. 허리를 펴고 바로 앉아서 한쪽 다리를 가슴 쪽으로 당겨 양팔로 안는다. 5초 후에 다리를 천장을 향해 쭉 편다. 양쪽 다리로 각 5회씩 반복하되, 누워서 하는 운동보다 어려우니 처음부터 무리하진 말자.

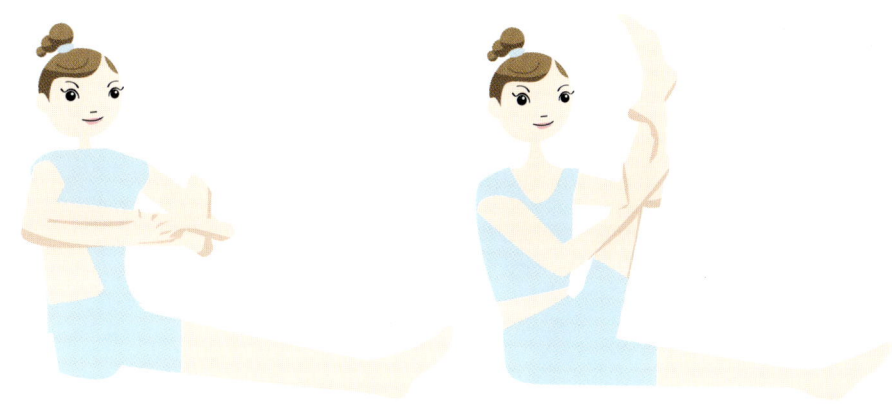

:: 무 다리가 웬 말, 날씬한 종아리

단순히 지방만 있는 경우보다 지방과 근육이 뭉쳐 있는 경우 그 지방은 잘 떨어져 나가지 않으므로 빼기가 더욱 어렵다. 종아리가 바로 이런 대표적인 장소다. 적당한 지방은 종아리를 탄력적으로 보이게 하나 지나친 송아리의 시방은 너무나 많은 부담을 준다.

지방과 근육이 뭉쳐 있는 혼합형의 종아리 비만은 먼저 지방을 분해하면서 근육을 가늘고 길게 유지하는 게 관건이다. 가느다란 다리와 탄력적인 다리는 분명 구분되어야만 한다. 언뜻 생각하면 가는 다리가 더 예쁠 것 같이 느껴지지만 사실은 탱글탱글 탄력 있는 다리가 워킹할 때 더욱더 매력적이다.

종아리 날씬하게 하는 운동법

❶ 반듯이 누워 양팔은 엉덩이 부분의 바닥에 붙이고, 다리를 들어올려 자전거 타는 듯한 운동을 한다. 2~3분 정도 실시하며, 하루에 5회 이상씩 해준다.

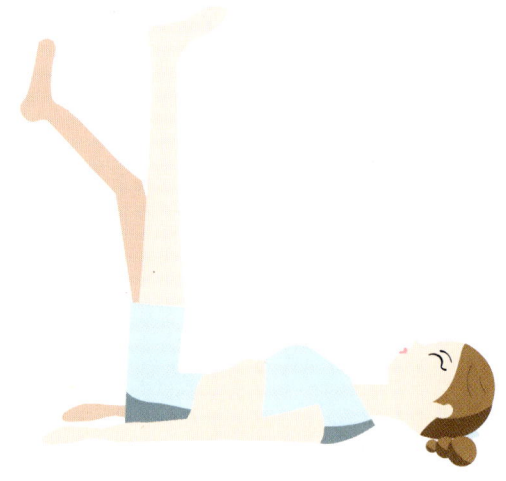

❷ 의자나 책상 등을 짚고, 다리를 약간 벌려 뒤꿈치를 천천히 올려준다. O자 다리는 엄지 발가락에, X자 다리는 새끼 발가락에 힘을 실어준다. 20회 실시한다.

◉TIP 종아리 알통 예방하는 법
● 알통은 체질적인 영향도 있지만, 우리 생활 속에서 바르지 못한 걸음걸이와 높은 굽에도 그 요인이 있다. 알통을 예방하려면 매일 굽이 다른 신발로 번갈아 신고, 바른 자세로 걷도록 한다.

:: 미니스커트를 위한 예쁜 무릎 만들기

　　세상에는 두 종류의 사람이 있다. 무릎이 잘 펴지는 사람과 안 펴지는 사람이다. 현대인은 앉아서 많이 생활하므로 무릎을 완전히 펴거나 접는 기회가 적다. 이럴 때 무릎관절이 노화되어 무릎에 통증이 생길 뿐만 아니라, 무릎 뒤의 오금근육이 줄어들어 무릎이 잘 안 펴지게 되는 것이다. 결국 무릎관절의 운동 부족은 무릎 주변에 살을 모이게 하고, 무릎관절이 손상되면 나중에는 외출이 힘들 만큼 통증으로 고생할 수도 있는 것이다. 언제나 아름다움과 건강은 함께 가는 것이다. 하나를 잃으면 다른 것도 잃게 된다.

예쁜 무릎 만드는 마사지법＆운동법

❶ 다리를 펴고 앉아 손가락으로 무릎을 잡고 올렸다가 내렸다가 주물러준다. 높은 굽을 자주 신는 여성들에게 좋다.

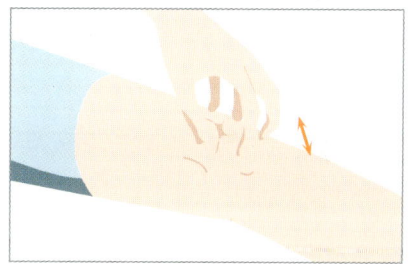

❷ 의자에 앉아 발바닥을 바닥에서 조금 올린 다음, 허벅지에 힘을 실어 무릎을 쭉 펴준다. 2~3초 동안 정지했다가 다시 내려준다. 10회 반복한다.

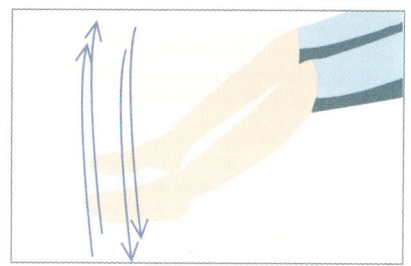

:: 발목만 얇아도 다리의 절반은 성공

　주기적으로 발목을 돌려주고, 발을 비틀거나 앞뒤로 젖혀주는 것은 발의 피로회복과 붓기 및 비만 예방에 가장 효과적인 방법이다. 발은 식물의 뿌리처럼 에너지가 생성되는 곳이며, 발의 피로는 자율신경의 실조를 가져와 수면을 방해하기도 한다. 발은 손과 더불어 가장 뼈가 많은 인체에서 제일 정교한 부분이다. 발의 수많은 근육은 뇌의 명령을 받아 몸의 균형을 유지하고 체중을 지탱하면서 앞으로 전진하는 운동을 한다. 이때의 피로는 엄청난 것이며 발은 절대적으로 휴식이 필요하다.

　보행할 때 오래 서 있는 경우 발목은 딱딱하게 경직되기 쉽고, 노폐물과 독소들이 쉽게 고이는 장소가 된다. 관절의 휴식은 충분한 회전운동이다. 습관적으로 발목을 마사지하고 원을 그리며 돌려주도록 한다.

얇아지는 발목 운동법

❶ 의자에 앉아 책을 발 밑에 두고, 발끝을 살짝 걸친다. 뒤꿈치를 올렸다 내렸다를 여러 번 반복해준다. 계단 끝부분에 발끝을 걸치고 운동해도 좋다.

❷ 의자에 다리를 꼬고 앉아, 위에 있는 다리 발목을 앞으로 쭉 뻗어준다. 5초가 지나면 위로도 뻗어준다.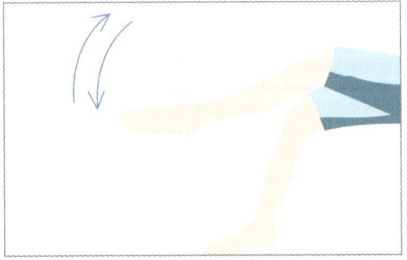

❸ 서 있는 자세에서 발끝을 바닥에 세우고 발목을 좌, 우로 돌려준다. 반대 발목도 실시한다.

:: 전체적인 바디라인을 살리는 목욕요법

　　현대인은 기분전환을 위해 샤워나 목욕을 즐긴다. 샤워나 목욕의 시간이야말로 하루 종일 지친 심신을 이완할 수 있는 유일한 기회이기도 하다. 적당한 열은 근육의 긴장을 풀고 근육 속에 갇혀 있는 에너지를 흐르게 하여 몸의 에너지를 재충전시킨다. 그러나 약간 모자란 것이 지나친 것보다 낫듯이 지나친 열은 몸에 해롭다. 몸은 중도의 원리에 의해 뜨거움과 차가움의 중간에 머무르는 성질이 있다. 알맞은 온도로 샤워나 목욕을 하면서 아래의 다양한 마사지와 운동을 즐겨보라. 아름다움과 건강 그리고 마음의 즐거움까지 느끼게 될 것이다.

수압을 이용한 마사지

● 가슴 : 가슴 아래에서 위를 향해 원을 그리듯 샤워
　기로 마사지한다.

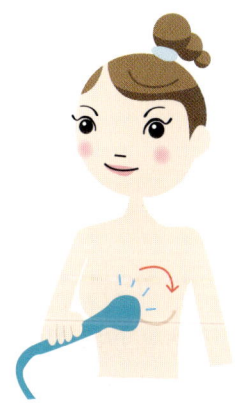

● 배 : 배꼽 주변부터 샤워기를 시계 방향으로 돌려
  가며 마사지한다. 아랫배부터 가슴 아래쪽까지 골
  고루 마사지해주도록 한다.

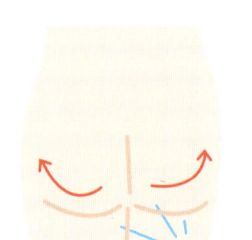

● 엉덩이 : 엉덩이 아래에서 위로, 안쪽에서 바깥쪽
  으로 마사지한다.

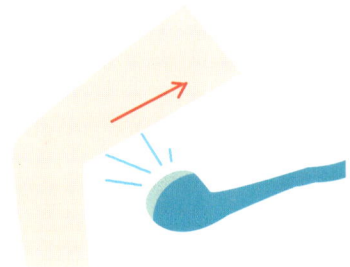

● 허벅지 : 처지기 쉬운 허벅지 뒤쪽과 안쪽은 아래
  에서 위를 향해 샤워 마사지한다.

● 종아리 : 종아리는 쉽게 붓는 부위이므로 무릎 뒤
  쪽을 신경 써서 마사지한다.

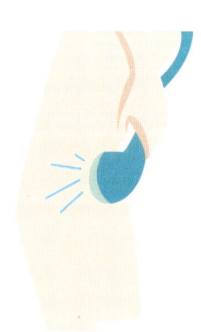

● 발 : 발바닥 부위에 집중적으로 샤워 마사지를 하
  면 피로 회복에 좋다.

욕조 안에서 하는 간단 체조법

● 날씬한 허리 만들기 : 두 손을 욕조 바닥에 붙이고 앉아 무릎을 세운다. 엉덩이를 들어
올려 좌우로 움직여준다.

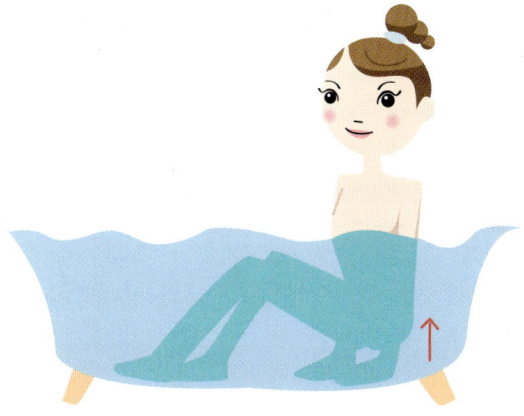

● 홀쭉한 배 만들기 : 한쪽 다리는 펴서 욕조의 반대쪽 벽에 닿게 하고, 다른 한쪽 다리는
굽혀 세운다. 상체를 재빨리 일으켜 세우는 동작을 반복한다.

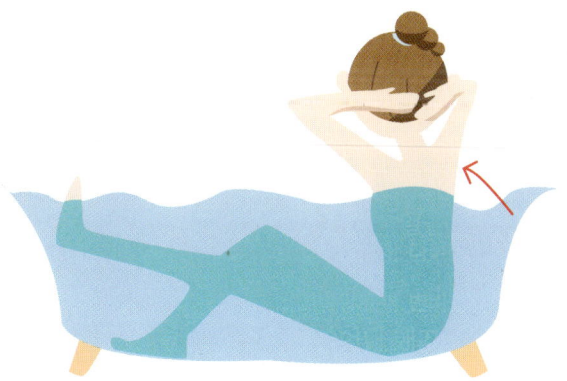

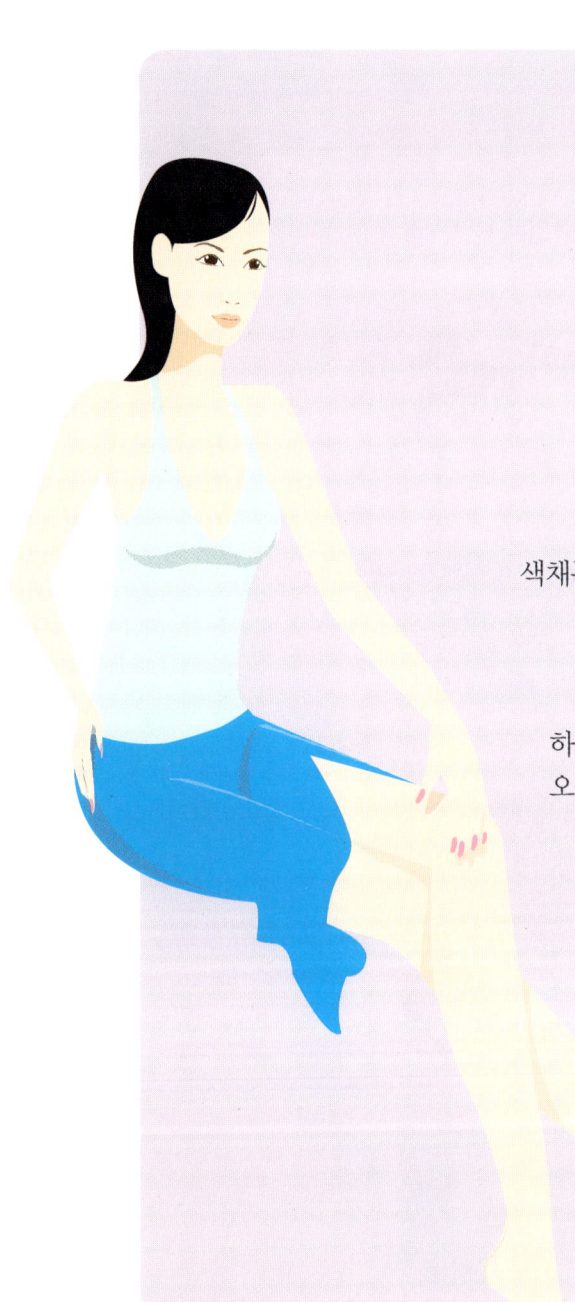

색채는 모든 눈에 보이는 것 중에서
가장 신성한 요소이다.
_ 존 러스킨

하나의 작은 꽃을 만드는 데도
오랜 세월의 노력이 필요하다.
_ 블레이크

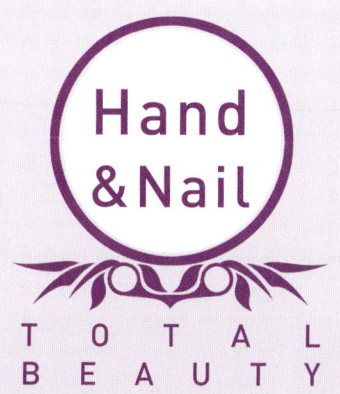

Hand &Nail

TOTAL
BEAUTY

손톱 끝까지 예뻐진다

하루 10분, 손가락 지압법 • 손이 매끈해지고 날씬해지는 마사지 · 운동법 • 아름다움의 극치, 네일 아트 • 네일아트, 용어에 익숙해지자 • 나에게 어울리는 네일 모양은? • 건강한 큐티클(Cuticle) 관리 • 컬러 예쁘게 바르기 • 기본 매니큐어 • 아름다운 발을 만드는 패디큐어(Pedicure) • 쉽게 표현하는 네일 아트 • 손톱이 말하는 내 몸의 건강

● Hand&Nail adviser 뉴욕네일살롱&아카데미의 윤수연 원장

뉴욕네일살롱&아카데미

1983년 미국 뉴욕에서 경영하던 "VOGUE" 네일 살롱을 모체로 한 뉴욕네일살롱&아카데미는 많은 여성들에게 아름다운 손을 선사해 주는 살롱과, 해외 졸업생들의 생생한 정보와 글로벌한 네트워크 시스템을 접할 수 있는 뉴욕네일아카데미를 운영하고 있다. 오랜 기간 살롱을 운영한 경험에 근거한 확실한 전문 커리큘럼으로 누구나 유능한 전문인이 될 수 있도록 교육하는 충실한 아카데미이다.

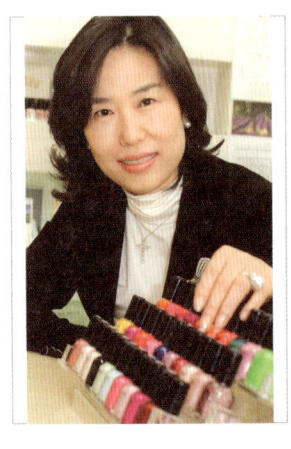

윤수연 원장

현재 뉴욕네일, 아카데미 원장. 뉴욕 동부 최고의 지역에서 수년간 살롱을 경영하며 네일 최고의 다양한 테크닉과 노하우로 다수의 유명 고객을 관리한 바 있다. SINAIL 국제 심사위원, 미국 코스메틱 그룹 Asia 총괄 Agent, 한국네일협회 기술위원장, SINAIL 조직위원장, Forsythe Cosmetic Group Asia Exclusive, West Germany Engels Company Korea Exclusive, 미국 KANSA 네일협회 국제위원장 등을 역임했고 현재 KAS(사단법인 대한향기협회) 총무이사 및 교육위원, 한국 프로 네일협회 자문위원, 오산대학교와 공주영상대학교에서 외래교수로 Nail Art를 강의중이다.

:: 하루 10분, 손가락 지압법

　손이 아름답고 잘 정돈된 사람은 마음이 따뜻한 사람이다. 마음이 따뜻한 사람은 건강한 사람이다. 그래서 건강한 사람의 손은 따뜻하고 손 형태도 가지런해 예쁘다. 손에는 신체의 모든 기능이 연결되어 있으므로 손의 색상이나 손가락 모양 등으로 몸의 이상 증상을 알 수 있다. 간단한 지압법을 통해 건강을 챙겨보자!

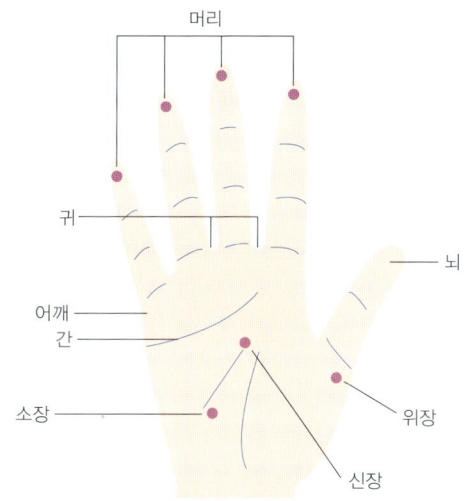

엄지손가락 지압

기관지나 호흡기관의 혈류를 개선시켜 감기와 관련된 질병을 예방해 준다.

검지손가락 지압

안면 부종이 잦은 경우 효과가 있고, 시력 개선 및 심장의 혈류를 촉진시켜주는 효과가 있다.

중지손가락 지압

머리가 아프고 목이 무겁게 느껴질 때, 중지와 나머지 손가락 지압으로 개선이 되며 특히 고혈압이 있는 사람은 중지손가락 지압이 특히 좋다.

약지손가락 지압

폐와 소화기에 연관된 혈액의 순환을 촉진시켜준다.

소지손가락 지압

발목이나 무릎의 혈류를 원활하게 하며 눈의 질병을 예방해준다.

◉TIP
● 엄지와 검지 사이를 지압하면 다이어트와 변비에 좋다.
● 머리가 아플 때 손가락 끝 부분을 지압해주면 효과가 있다.

:: 손이 매끈하고 날씬해지는 마사지 · 운동법

손은 항상 바깥 공기에 노출되어 있기 때문에 충분한 손질이 필요하다. 매일 손가락 마사지와 운동을 하면 혈액순환을 촉진하고 손이 거칠어지는 것을 방지할 수 있다. 뿐만 아니라 관절을 부드럽게 하고 손에 지방이 축적되지 않게 한다.

혈액순환을 도와주는 손 마사지법

❶ 먼저 손에 핸드크림을 바른 후 충분히 스며들 때까지 손가락 끝에서 손목 방향으로 쓸

어 올렸다 내렸다 하는 동작을 반복한다.

❷ 손등의 뼈와 뼈 사이를 눌러준다.

❸ 손가락 측면을 엄지와 중지로 꾹꾹 누르며
마사지한다.

❹ 엄지와 검지로 열 손가락 끝부분을 차례로
가볍게 튕겨준다.

❺ 손바닥의 움푹 들어간 부분을 엄지로 힘껏
눌러준 뒤, 주먹을 쥐고 다른 손바닥에 올린
다. 힘을 빼고 가볍게 두드려준다(경타법). 다
른 손도 반복해 준다.

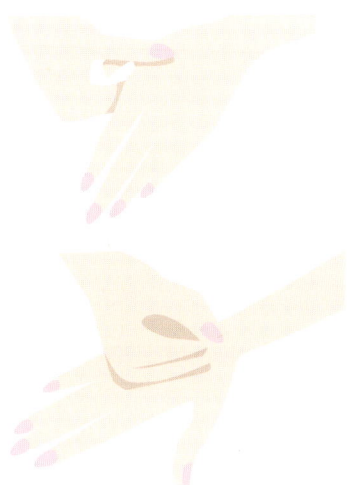

손가락이 예뻐지는 운동법

❶ 양손을 깍지 낀 후, 박수치듯 손바닥을 마
주친다.

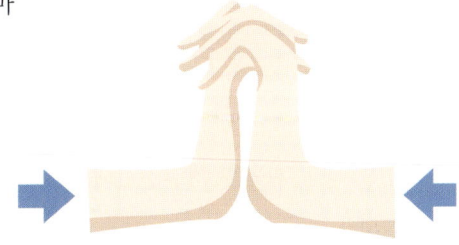

❷ 검지와 중지를 이용해 다른 손의 손가락을
밖으로 잡아 빼듯이 당겨준다. 열 손가락
을 골고루 마사지해 준다.

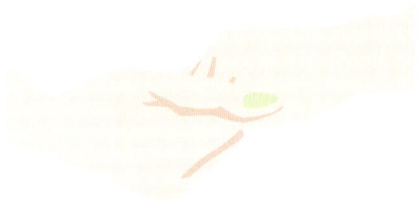

❸ 양팔을 앞으로 쭉 뻗고 가위, 바위, 보 동작을 20번 반복한다. 손가락에 지방이 붙지 않
도록 하는 효과가 있다.

:: 아름다움의 극치, 네일아트

인간의 네일 관리는 기원전시대로부터 지금까지 발전해왔다. 네일 관리의 발전사
를 더듬어보면 네일의 색깔과 길이로 특권적 지위와 신분을 표현하기도 했고, 손톱에
색깔을 표현함으로써 행운과 승리를 다짐했던 적도 있었다.

이렇듯 손발톱에 대한 관리의 발전사를 들여다보면 인체의 한 부분을 다루는 관계
로 의학적인 부분과 미(美)산업의 조화적 발달과정을 볼 수 있다. 네일 관리에 빈번하

게 사용하는 오렌지 우드 스틱(Orange Wood Stick)은 유럽의 한 전문 의사 시트(Sitts)에 의해 치과에서 사용되던 기구와 도구에서 착안하여 만들어져 네일 관리에 사용하기 시작되었다. 또한 인체의 사지 큰 부분을 보호하는 부분에 조그마한 불편함일지라도 방치한다면 몸 전체에 치명적인 영향을 끼칠 수 있기 때문에 기본적으로 소독, 멸균에 대해서 예민함을 요구한다. 그리하여 살균, 소독, 세포재생 효과가 뛰어난 아로마를 접목시켜 손과 발을 아름답게 가꿔주는 트리트먼트(Tretment)적 미산업으로 끊임없는 발전을 거듭해오고 있다.

이젠 손톱관리란 자기관리이며 무엇보다 큰 자기만족감으로부터 발산될 수 있는 행복한 매너이다. 이 책을 접하는 모든 분들이 지금부터 누구나 행복해지는 네일 관리 방법을 알아 우리 모두 웰빙 생활을 하도록 하자.

:: 네일아트, 용어에 익숙해지자

네일(Nail)
손톱(Finger Nail)과 발톱(Toe Nail)을 총칭하여 네일(Nail)이라 한다.

큐티클 리무버(Cuticle Remover) 또는 큐티클 소프튼 업(Cuticle Soften Up)
큐티클(Cuticle, 손발톱 뿌리의 엷은 피부)를 부드럽고 유연하게 하여 푸셔 등으로 손쉽게 밀어 올리면서 큐티클 라인과 네일을 싸고 있는 주변 피부세포 조직의 라인을 일률적으로 만들기 위해 사용하는 액체타입의 큐티클 정리액이다.

큐티클 오일(Cuticle Oil)

큐티클 라인을 마무리하면서 사용하는 오일타입으로, 큐티클의 주변 피부세포조직에 촉촉한 영양과 유분기를 제공하여 큐티클 주변의 컨디션을 상승시켜준다.

◉TIP ● 큐티클 오일에 캄포(Camphor)라는 에센스 오일을 함께 블랜딩하여 사용하면 아로마오일의 향기요법과 더불어 더욱 상쾌한 컨디션을 제공해준다.

팔리쉬(Polish)

네일에 다양한 색깔을 주는 것을 네일 에나멜(Nail Enamel), 네일 락커(Nail Lacquer) 또는 팔리쉬라고 부른다. 전문가들은 주로 팔리쉬라고 지칭한다.

베이스 코트(Base Coat)

베이스 코트는 잘 정리된 네일에 팔리쉬를 바르기 전에 반드시 발라주도록 한다. 자연 네일에 팔리쉬가 잘 유지되도록 하고, 팔리쉬의 색깔이 자연 네일에 착색되는 것을 막아주며, 자연 네일에 영양을 준다.

네일 스트랭스너(Nail Strengther) 또는 네일 하드너(Nail Hardner)

영양제 성분이 많이 들어 있는 제품군을 말하며 주로 베이스 코트(Base Coat) 대신 바른다.

탑코트(Top Coat)

네일에 바른 팔리쉬가 더욱 광택이 나도록 해주며, 쉽게 손상당하지 않도록 방어하고 자외선 차단 역할을 해주므로 팔리쉬를 바른 다음엔 반드시 바르도록 한다. 각 제품사마다 빨리 마르게 하는 기능을 겸한 제품을 선보이고 있다.

네일 드라이어(Nail Dryer)

네일에 바른 컬러와 탑 코트가 빨리 마르도록 도와주는 제품으로 기체와 액체 타입이 있다. 선진국에서는 공기 중에 오존층을 형성하는 기체 타입의 경우 일찍부터 사용을 자제해왔고, 반대로 공기에 오존층을 형성하지 않으며 네일 주변 피부조직들을 건조시키지도 않는 액체 타입의 네일 드라이 제품(PDQ Nail Polish Dryer)을 선호한다.

발가락 끼우개(Toe Separtator)

발톱에 컬러를 바르기 전에 발가락이 서로 닿지 않도록 발가락 사이에 끼우는 제품이다. 뺄 때는 반드시 발가락 소지 쪽부터 발 아래 발바닥에서 잡아당겨 빼도록 한다.

:: 나에게 어울리는 네일 모양은?

열 손가락, 발가락의 네일도 사람마다 특히 어울리는 모양이 있다. 우선 네일의 모양을 분류해보면 일반적으로 5가지의 형태로 분류한다. 가끔은 특정한 작품성의 컨셉을 표현하기 위해 예외적인 모양을 디자인할 수도 있지만, 우선 대중적인 5가지 모양을 살펴보기로 한다.

사각 모양 네일(Square Shape Nail)

양쪽 손톱 아래 끝이 90°인 사각 모양으로, 샤프하고 대단히 인상적인 이미지를 연출한다. 활동적인 직업군에 종사하는 여성들에게 잘 어울리는 모양이다.

둥근 사각 모양 네일(Round-Square Shape Nail)

사각 네일과 똑같은 방법으로 정리한 다음 양쪽의 모서리만 약간 둥글게 표현한 네일 모양이다. 대체적으로 동·서양 모든 여성들에게 잘 어울리며 부드러우면서도 세련된 이미지를 연출할 수 있다.

둥근 모양 네일(Round Shape Nail)

네일의 전체 끝 부분을 둥글게 표현한 모양으로 15~30° 각도로 파일링하여 만든다. 네일 관리를 처음 시작하는 사람에게 무난하게 권할 수 있는 모양이며, 남성 매니큐어에 가장 잘 어울린다.

오발 모양 네일(Oval Shape Nail)

둥근 모양 네일과 약간의 혼동을 일으키는데 오발 모양의 네일은 라운드의 각도가 좀 더 경사져 마치 계란의 뾰족한 부분처럼 생겼다. 여성스럽고 클래식한 네일 모양으로 파일은 30~45° 각도로 밀어주듯 파일링한다.

포인트 모양 네일(Point Shape Nail)

네일의 중앙 부분이 뾰족하게 모아지는 네일 모양으로, 감각적이고 강한 분위기를 연출할 때 좋다. 단, 네일의 가장자리가 잘 꺾이거나 부러지는 단점이 있다.

> **◎TIP**
> ● 하나의 네일만 모양을 잡는 것은 쉽다. 하지만 사이즈가 다 틀린 열 개의 네일을 똑같은 모양으로 연출한다는 것은 만만치 않다. 이때는 각 네일의 중앙선을 먼저 정한 다음 반드시 서로 대칭되도록 파일링하면 쉽게 열 개의 모양을 같도록 만들 수 있다.

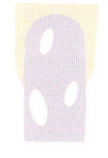  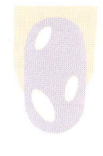 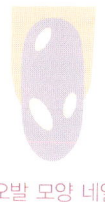 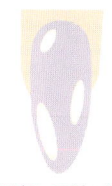

사각 모양 네일 둥근 사각 모양 네일 둥근 모양 네일 오발 모양 네일 포인트 모양 네일

:: 건강한 큐티클(Cuticle) 관리

먼저 원하는 네일 모양으로 정리한 다음 큐티클을 관리한다. 먼저 미온수로 손을 깨끗이 닦은 후 큐티클 소프너를 발라 왼쪽 조벽(nail wall, 손톱의 양측을 지지하는 피부 부분) 끝부터 푸셔로 부드럽게 내려준다. 손톱 윗부분의 큐티클 라인은 부드럽게 나선형을 그리면서 밀어준 다음 다시 오른쪽 조벽 위에서 아래로 부드럽게 내려준다.

이 과정이 끝나면 네일 부분에 큐티클 오일(Finish Cuticle Oil)을 바른 다음 반복 작업한다. 페리오니키움(Perionychium)과 에포니시움(Eponychium), 네일 월과 큐티클 부위의 흩어지고 늘어진 피부조직과 잔여물 찌꺼기 등을 가볍게 제거해준다.

● 큐티클 오일을 발라 푸셔로 부드럽게 밀어수는 작업만으로 네일 주변의 긴디선이 좋이져 건강한 네일을 가질 수 있다.

*여기서 잠깐

페리오니키움(Perionychium) 손톱 양 사이드를 둘러싼 피부조직을 지칭하는 말이다.
에포니시움(Eponychium) 손톱의 큐티클 아래에 있는 피부조직을 지칭하는 말이다.
네일루트(Nail Root) 손톱뿌리. 새로운 세포조직을 형성하는 곳으로 매우 부드럽고 얇다. 루트에서 오래되고 경화된 세포들을 밖으로 내보내어 네일이 자라나게 된다.

기본적인 네일 도구 알기

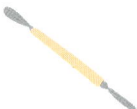

푸셔(Pusher)
네일(손톱, 발톱을 통틀어 표현하는 말)을 둘러싸고 있는 주변 피부조직을 부드럽게 밀어주고 적당하게 자극을 줘서 네일의 주변 환경을 건강하게 관리할 때 사용한다. 푸셔의 종류로는 메탈푸셔(Metal Pusher)와 스톤푸셔(Stone Pusher)가 있다.

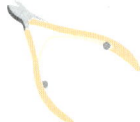

니퍼(Nipper)
네일의 주변 피부조직은 일률적인 라인을 형성하고 있는데 그중 작게 이탈되어 있는 조직들이나 이물질들을 깔끔하게 제거, 정리하는 데 사용된다.

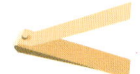

네일 클립퍼(Nail Clipper)
자연 네일과 인위적인 네일의 시술 과정에서 네일의 길이를 결정하여 자를 때 사용한다.

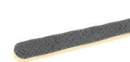

파일(File)
네일 끝부분을 파일하여 네일 모양을 일률적으로 다듬을 때 사용하는 도구이다. 표면의 거칠음 정도를 그릿트(Grit)로 표현하는데 대부분 자연 네일을 정리할 때는 180그릿트 정도가 적절하며, 인위적인(Artificial) 네일의 표면을 정리할 때는 100그릿트 정도가 적당하다.

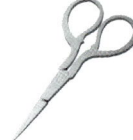

랩 가위(Wrap Scissors)
실크, 린넨, 파이버글래스 등의 섬유를 잘라 네일에 시술할 때 사용하는 가위다. 건강한 네일도 순간적으로 과도한 작업을 하다가 찢어지거나 부러져 꺾인 상태 등으로 불편한 경우 섬유 등을 적당한 크기로 오려 시술할 때 반드시 필요하다.

핑거 볼(Finger Bowl)
미온수에 소프트너 종류를 섞어서 손가락을 담글 때 사용하는 볼(bowl)로 집에서는 오목한 예쁜 용기들을 대신 사용해도 무관하다.

오렌지 우드 스틱(Orange Wood Stick)
컬러링(Coloring) 작업 후 클리닝할 때나 인그로잉(In-Growing) 네일 시술 시, 네일 아트 작업할 때 등 다양한 용도로 사용된다. 네일 관리에 최초로 도입된 도구다.

화이트 샌딩 블록(White Sanding Block)
손톱의 모양을 잡기 위해 파일링 작업 후 마무리할 때나, 인위적인 기법 시술 후 표면 정리 시 반드시 사용하는 샌딩 블럭(Sanding Block)으로 색깔은 다양하다.

페이퍼 타월(Paper Towel)
네일 파일링 시 떨어지는 네일의 분진과 네일글루(NailGlue) 작업 시 크리닝을 위해 사용한다. 집에서는 부엌에서 쓰는 키친 종이타월을 이용한다.

퍼프(Cotton)
흔히 화장솜이라 하는데, 기존에 발라져 있는 에나멜(Enamel)을 제거할 때 팔리쉬 리무버(Polish Remover)를 적셔서 사용한다. 이때 지나치게 많은 양을 적셔 피부를 타고 흘러내리지 않도록 주의한다.

:: 컬러 예쁘게 바르기

팔리쉬를 선택하여 네일에 바르는 과정을 컬러링이라고 한다. 손톱의 컬러링 순서는 소지(새끼손가락)부터 시작하여 엄지를 마지막에 바르는 것이 편하다.

● 컬러링을 고르게 하기 위해선 우선 브러시의 양 조절이 중요하다. 먼저 팔리쉬 병을 손바닥으로 굴리면서 흔들어준 후 브러시에 팔리쉬를 묻힌다. 팔리쉬가 묻은 브러시를 들어 한쪽 면을 병 입구에 대고 가볍게 쓸어주면, 반대편 면에만 팔리쉬가 남는다. 팔리쉬가 남아 있는 면을 시술자의 입장에서 왼쪽에서부터 착시시켜 오른쪽 방향으로 밀어내면서 펴바른다. 이때 팔리쉬 브러시의 각도는 45° 가 적당하다. 네일 주변에 묻지 않도록 조심하고 혹시 묻었을 경우에는 오렌지 우드 스틱을 이용해 제거해준다.

:: 기본 매니큐어

매니큐어(Manicure)란 말은 라틴어인 마누스(Manus, 손)와 큐라(Cura, 관리)라는 두 단어의 합성어로, 단순히 손톱에 색을 바르는 것만이 아니라, 손을 관리하는 전 과정을 총괄하여 표현하는 말이다. 기본 매니큐어는 일주일에 한번 정도 해주는 것이 적당하다.

기본 매니큐어의 순서

❶ 네일 리무버를 이용해 기존의 네일 에나멜과 더러움을 깨끗이 제거한다.

❷ 파일을 이용해서 원하는 모양으로 다듬는다.

❸ 화이트 샌딩 블록으로 손톱 표면의 유분기를 쓸어내 매끄럽게 하고 네일 끝 부분의 거스러미를 털어낸다.

❹ 미지근한 물을 담은 핑거볼에 2~3분간 손톱을 담그거나, 큐티클 리무버를 발라 큐티클을 부드럽게 한다.

❺ 푸셔로 부드럽게 네일 주변을 밀어준 다음 마무리 큐티클 오일을 바른다. 다시 반복해서 푸셔로 네일 주변의 피부조직을 밀어준 다음 찌꺼기 등을 니퍼로 제거해준다.

❻ 스팀 타월을 이용하여 다시 한번 깔끔하게 닦아준 다음 핸드마사지를 한다.

❼ 네일에 남아 있는 유분기를 스팀 타월로 꼼꼼하게 닦아낸다.

❽ 손톱 보호를 위해 베이스 코트를 바른다.

❾ 마음에 드는 컬러의 네일 팔리쉬를 2번 정도 바른다. 먼저 바른 팔리쉬가 완전히 건조된 후에 발라야 더 깨끗하게 바를 수 있다.

⑩ 오렌지 우드 스틱을 이용해 손톱 주위에 묻은 팔리쉬를 없앤다.

⑪ 마지막으로 네일 팔리쉬 위에 탑 코트를 발라준다.

● 네일 에나멜을 지울 때는 퍼프에 팔리쉬 리무버를 적당량 묻힌 후 네일 팔리쉬에 올려 두고 퍼프에 흡수될 때까지 기다린 다음 한 번에 닦아낸다.

● 네일의 유분기를 제거할 때는 흔히 오렌지 우드 스틱에 솜을 말아 팔리쉬 리무버를 묻혀 닦아내는데, 피부가 건조해 지는 시기나 건성 피부인 사람에게 사용하면 더욱 건조가 심해지므로 가능한 따뜻한 타월 등으로 닦아내는 게 이상적이다.

:: 아름다운 발을 만드는 패디큐어(Pedicure)

노출이 심해지는 여름이면 여성들은 발에 대해 무척 신경을 쓰게 된다. 잘 정리된 발톱 모양에 깔끔하게 발라진 컬러는 그 사람을 한층 더 돋보이게 해준다.

패디큐어의 순서

❶ 네일 리무버로 기존의 네일 에나멜과 더러움을 깨끗이 제거한다.

❷ 네일 클리퍼를 이용하여 발톱을 일자로 자른 다음 파일을 이용해 스퀘어 모양으로 다듬는다.

❸ 화이트 샌딩 블록으로 발톱 표면의 유분기를 쓸어내 매끄럽게 하고 네일 끝 부분의 거스러미를 털어낸다.

❹ 미지근한 물에 발을 담그거나 큐티클 리무버를 발라 큐티클을 부드럽게 한다.

❺ 푸셔로 부드럽게 네일 주변을 밀어준 다음 마무리 큐티클 오일을 바른 후 다시 한 번 푸셔로 반복한다. 찌꺼기 등은 니퍼를 사용하여 제거해준다.

❻ 핫 타월을 이용해 다시 한번 깔끔하게 닦아준 후 발 마사지를 한다.

❼ 네일에 남아 있는 유분기를 핫 타월로 꼼꼼하게 닦아낸다.

❽ 페디큐어 신발을 신은 후 발가락 끼우개를 발가락 사이에 끼운다.

❾ 발톱 보호를 위해 베이스 코트를 바른다.

❿ 마음에 드는 컬러의 네일 팔리쉬를 2번 정도 바른다. 처음 바른 팔리쉬가 완전히 건조된 후에 발라야 더 깨끗하게 바를 수 있다.

⓫ 오렌지 우드 스틱을 이용해 발톱 주위에 묻은 팔리쉬를 없앤다.

⓬ 마지막으로 네일 팔리쉬 위에 탑 코트를 발라준다.

> **◉TIP**
> ● 발톱은 반드시 일자로 스퀘어 모양으로 해야 한다.
> 지나치게 짧게 자른다거나 발가락 가장자리 모양을 따라 자르면 파고드는(In-growing)
> 발톱이 되어 통증이 심해져 걷기에도 힘든 상태가 된다.

:: 쉽게 표현하는 네일 아트

이제는 다변화되어가고 있는 시대에 따라 네일 역시 클래식한 기본관리에서 다양한 변화를 요구하는 추세로 바뀌어가고 있다. 그에 따라 기법과 표현이 점점 다양해지고 있는데, 그중에 하나 극히 한국적이면서 동서양의 모든 여성들에게 사랑받는 기법이 있다. 바로 여러 색깔을 가미한 자개를 이용한 기법이다. 이렇게 자개만이 표현할 수 있는 광택으로 손톱이 반짝일 때는 누구라도 감탄을 금치 못할 만큼 예쁘다. 하지만 이런 기법은 상당한 훈련과 숙달과정을 거친 다음에야 할 수 있어 전문가에게 시술을 받는 것이 좋다. 집에서 쉽게 할 수 있는 방법을 소개한다.

스톤

플라스틱 혹은 크리스탈 소재의 스 톤을 이용한 기법으로 투명하고 맑은 느낌을 준다.

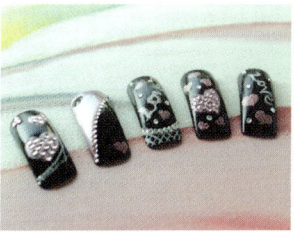 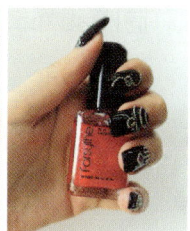

❶ 컬러링을 마치고 네일이 마르기를 기다린다.

❷ 원하는 색깔의 스톤을 준비한다.

❸ 네일의 원하는 부위에 탑 코트를 바른 다음 오렌지 우드 스틱의 뾰족한 부위에 탑 코트를 살짝 발라 스톤을 찍어 올리면 쉽게 스톤을 찍을 수 있다.

❹ 원하는 부위에 스톤을 원하는 스타일로 올린 다음 다시 한번 전체적으로 탑코트를 발라 준다.

◉TIP 스톤을 붙일 때	● 탑 코트 대신 네일 글루(손톱용 접착제)를 사용하면 좀더 오래 유지할 수 있다.

마블

　　대리석의 무늬 모양을 표현해주는 기법으로 에나멜 색깔을 두 가지 이상 선택하여 표현해주는 기법.

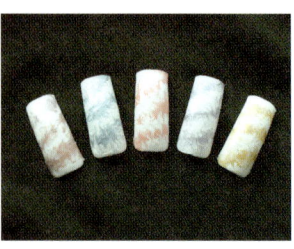

❶ 네일에 베이스 팔리쉬를 충분히 발라준다.

❷ 선택한 컬러를 바른 다음 잘 말린다(또는 베이스코트 위에 바로 작업해도 된다).

❸ 원하는 부위에 원하는 컬러를 떨어뜨린다.

❹ 마블툴을 이용해 팔리쉬가 마르기 전에 빠르게 원하는 모양대로 무늬를 만들어준다.

❺ 탑코트를 바르고 스톤이나 글리터로 마무리해준다.

워터마블

　　2가지 이상의 컬러를 물 표면에서 믹스해서 좀더 일률적이고 정리된 깔끔한 대리석 모양으로 다양하게 표현할 수 있는 기법

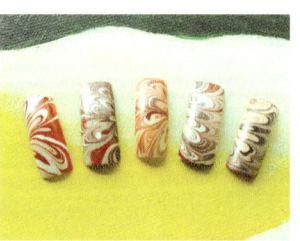

❶ 종이컵에 미지근한 물을 준비한다.

❷ 마블을 할 네일에 베이스코트를 바른다.

❸ 네일 주변엔 정리하기 쉽도록 바셀린이나 테이프 등으로 커버해둔다.

❹ 준비한 컵에 원하는 색의 팔리쉬를 차례차례 한 방울씩 떨어뜨린다.

❺ 중심점을 잡고 마블툴로 가볍게 무늬를 만든다.

❻ 만들어진 무늬가 잘 찍히도록 조심스럽게 수평으로 담근다.

❼ 글리터나 스톤을 이용해 화려하게 마무리한 다음 탑코트를 바른다.

◎TIP ● 이 기법을 표현할 때는 팔리쉬가 굳지 않도록 신속해야 한다. 워터마블의 매력은 절대로 같은 모양이 나오지 않는다는 것이며 마블의 모양이 깨끗하게 착색되도록 하기 위해서는 옅은 색을 고르는 것도 방법이다.

포토트렌스

맘에 드는 사진이나 그림 등을 그대로 손톱에 자연스럽게 부착, 표현해주는 기법으로 연출할 수 있는 폭이 무궁무진하다.

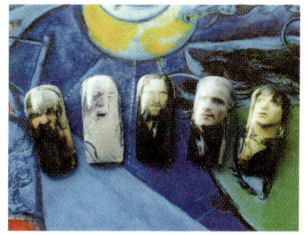

❶ 네일 위에 베이스를 바른 다음 화이트에나멜을 바른다(조명효과를 위해). 이때 베이스만 바르고 바로 작업할 수도 있지만 선택된 그림의 색깔을 더 잘 표현하기 위해서 흰색 에나멜을 바른 다음 그 위에 붙여주면 더욱 선명하게 표현된다.

❷ 잡지나 사진에서 마음에 드는 그림을 선택하여 오린다.

❸ 연출하고픈 부위보다 넓게 탑코트를 바른다.

❹ 탑코트가 마른 후 물에 담가 종이를 불린다.

❺ 종이를 꺼내어 뒷면을 샌딩블록으로 한 겹 벗긴다.

❻ 화이트에나멜을 바른 네일 위에 준비된 종이를 올린다.

❼ 깔끔하게 네일 사이즈에 맞추고 여분의 남는 부분의 종이는 잘라낸다.

❽ 탑코트를 바르고 글루나 스톤으로 마무리한다.

라인테이프

스트라이핑 테이프를 이용해서 서로 다른 팔리쉬를 바르고 색깔이 만나는 부분을 테이프로 깔끔하게 마무리 하면서 세련된 직선이나 사선 등을 표현해주는 기법

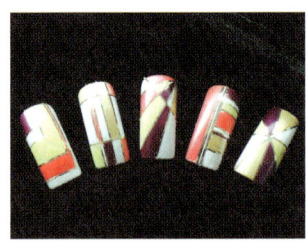

❶ 네일에 베이스를 바른다.

❷ 선택한 팔리쉬들을 이용해 직선 또는 사선으로 디자인한다.

❸ 팔리쉬가 마른 후 직선 또는 사선의 경계 부분에 라인 테이프의 끈끈한 부분을 밀착시킨다.

❹ 니퍼나 가위로 깔끔하게 자른다.

❺ 탑코트를 발라 마무리한다.

스펀지 그라데이션

네일 위에 색깔을 그라데이션하려면 에어브러시를 사용하면 원하는 색깔을 다양하게 가장 잘 표현할 수 있지만, 스펀지를 이용해서도 재미있게 그라데이션을 표현할 수 있다. 누구나 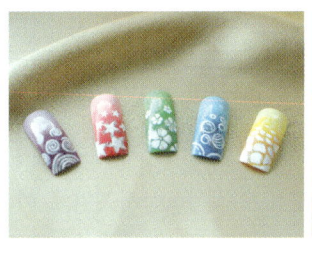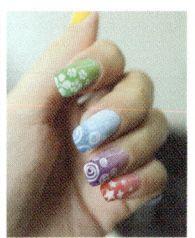 쉽게 집에서도 따라할 수 있는 스펀지 그라데이션 기법을 소개한다.

❶ 베이스 컬러를 바른 다음 선택한 팔리쉬를 풀코트로 바른다.

❷ 선택한 칼라보다 진한 색과 그보다 조금 진한 색을 고른다.

❸ 먼저 조금 진한 색을 스펀지로 찍어 엣지 부분부터 조금씩 위로 올려주면서 찍어준다.

❹ 그 다음 진한 색을 ❷번과 같은 방법으로 순차적으로 찍어준다.

❺ 글리터와 탑코트로 마무리해준다.

:: 손톱이 말하는 내 몸의 건강

정상적인 손톱은 자연스런 광택이 나면서 손톱 색깔이 핑크빛을 띤다. 그러나 일부 여성들은 손톱 모양의 변형이나 변색 등으로 매니큐어하는데 어려움이 따르기도 한다. 손톱은 건강상태를 알 수 있는 지표이기도 하다. 손톱으로 내 건강을 체크해보자.

손톱 색깔이 푸른색일 경우

혈액순환이 좋지 않지 않거나 간에 이상이 있을 때 나타나는 증상이다.

손톱 색깔이 하얀색이거나 창백할 경우

빈혈, 칼슘 부족, 영양실조, 신경쇠약 등이 원인일 수 있다. 갑자기 하얗게 변했다면 당뇨를 의심해볼 수도 있다.

손톱이 누렇게 된 경우

변색된 손톱(Discolored Nails)이라고도 한다. 베이스 코트를 바르지 않고 유색 에나멜을 바른 경우이거나, 몸의 컨디션이 나쁘다는 증거로 혈액순환이나 심장이 좋지 못할 때 나타날 수 있다. 전자의 경우엔 20Volume의 과산화수소를 면봉에 적셔 손톱 표면을 닦아주면 효과가 있다. 단, 피부에 닿지 않도록 유의한다.

손톱에 멍이 든 경우

일시적으로 손톱 밑에 혈액이 응고된 상태로, 적갈색에서 흑색으로 변할 수 있다. 이런 경우 손톱이 떨어져 나갈 수도 있으며, 치료 중에는 인조 손톱을 붙일 수 없다.

손톱에 가로선이 생긴 경우

정상적인 성인에게 나타나기도 하는데, 유분기가 줄어들면서 가로선이 더 깊어질 수 있다. 출산이나 급·만성 순환계의 이상도 의심해볼 수 있으며, 염증이 있는 질병 또는 알코올 중독 등이 원인일 수도 있다. 즉각적인 치료방법으로 필러 파우더를 뿌려 가로선을 없애준다.

손톱에 세로선이 있는 경우

손톱이 노화되어 생기는 현상일 수도 있고, 고열이나 임신을 경험한 사람에게 아연 결핍 시 나타날 수 있는 증상이다. 치료 방법으로는 가로선이 생긴 경우와 마찬가지로 필러 파우더를 뿌려 가로선을 없애준다.

손톱이 자주 깨지는 경우

손톱 자체가 너무 얇거나 컨디션이 나빠 생긴다. 무리한 세제 사용도 원인일 수 있으며, 신체의 노화나 질병 때문일 수도 있다. 손톱강화제를 사용하면 효과적이다.

손톱 모양이 숟가락처럼 함몰된 경우

이를 스푼형 조갑(Koilnychia)이라 한다. 손톱이 숟가락과 같이 위로 뒤집히는 원인은 철 결핍성 빈혈이나 손톱 주위에 만성외상이 있을 때 발생하기도 한다. 보통 이러한 증상은 하루 이틀 사이에 나타나는 것이 아니므로 제법 오랫동안 빈혈 상태가 계속되었다고 볼 수 있다. 또한 강한 알칼리성 비누를 사용한 경우에도 생길 수 있으며 갑상선 기능 저하증, 항진증인 경우에도 나타날 수 있다.

손톱 표면이 손상된 경우

손상된 손톱은 그대로 방치하면 보기 흉할 뿐 아니라 손상된 정도가 더 심해질 수 있다. 천연 손톱 치료제로 손상된 손톱을 회복시킬 수 있지만, 이 방법은 지속적인 시간을 필요로 한다. 즉각적인 효과를 원한다면 실크 래핑을 하면 깨끗하고 건강하게 연출할 수 있다.

* **실크래핑** : 인조손톱 중 가장 자연스럽고 작업이 간단하다. 손톱을 감싸주어 표면을 단단하게 만들어 준다.

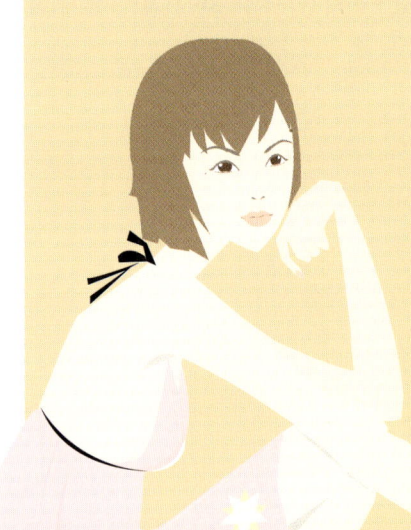

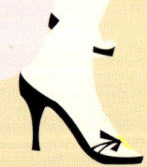

미는 내부의 생명으로부터
나오는 빛이다.

_ 켈러

고통은 순간이요
아름다움은 영원한 것이다.

_ 르느와르

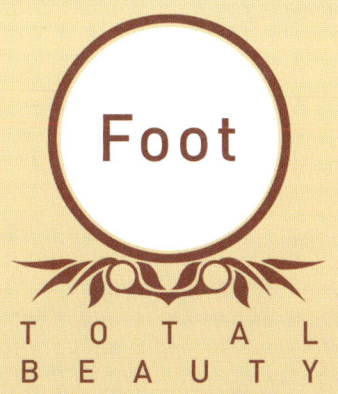

TOTAL BEAUTY

미인은 발로 완성된다!

발을 보면 건강이 보인다 • 발로 진단하는 건강법 • 건강을 UP시키는 발 관리법! • 눌러주면 좋아한다, 발의 반사구 자극하기 • 발가락 마사지와 경락 • 발가락 살리기 운동법 • 굳은살, 티눈, 무좀, 발냄새 – 발트러블 처치법 • 하루의 피로를 푸는 발 마사지 • 얼굴이 예뻐지는 발 마사지 • 매끈매끈 부드러운 뒤꿈치를 만드는 발 마사지 • 생리통을 완화하는 발 마사지 • 날씬해지자! 다이어트 발 마사지 • 가벼워지자! 변비를 완화하는 발 마사지 • 언제나 할 수 있는 간단한 발 운동법 • 하루의 피로를 풀어주는 족탕 • 족욕 요법

● Foot adviser 한국건강관리연합회의 이윤우 회장

한국건강관리연합회(KHCA)

KHCA는 K-korea, H-health, C-care, A-association의 약자로서, 한국 건강 마사지 자격 총연합회를 지칭한다. 건강관리를 위한 최고의 전문가를 양성하는 기관으로서, 건강한 삶을 위해 발관리 · 경락 · 스포츠마사지 등의 기법을 연구 개발하여 보급하는 데 목적이 있다.

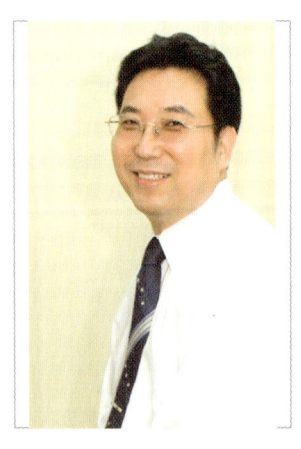

이윤우 회장

미국 BERNADEAN UNIVERSITY 버나딘대학교에서 자연치료학 학사 학위를 취득했다. 현재 교육부 인가 사단법인 동양학전수협회 감사, 총신대학교 사회 교육원 멀티테라피 교수, 한국 직능단체 총연합회 수석 이사, 전국 샵 연합회 공동 대표위원장을 역임하고 있으며, 90개 단체 지부 설립 인가 국내 최고의 회원을 확보하고 있는 한국건강관리 총연합회장으로 있다. 20년 이상 실무에서 직접 교육을 담당하고 있는 전문가이다.

:: 발을 보면 건강이 보인다

왜 하필이면 냄새 나는 발을 들춰내는 걸까? 그 이유는 발에는 오장육부로 통하는 건강의 길이 숨어 있기 때문이다. 주춧돌이 기울면 집이 무너지듯 우리 몸의 초석과 같은 발 건강이 나빠지면 몸 전체에 악영향을 미치게 된다. 중국 수(隋)나라의 지개(志覬)라는 고승은 "항상 마음을 발 가운데에 모으면 모든 병을 치료할 수 있다"고 하여 발의 중요성을 강조하였다.

발에는 수십억 개의 모세혈관과 말초신경이 밀집되어 있어 제2의 심장이라고도 불린다. 따라서 발의 고장은 만병의 근원이라고 말해도 과언이 아닐 것이다. 발은 전신의 비율에 10%에도 못 미치는 단순하고 작은 기관임에도 불구하고 발에 이상이 생기거나 피로해지면 당장 걷거나 서 있기가 불편 할 뿐만 아니라, 심장으로부터 가장 먼 곳에 있어 혈액 흐름이 원활하지 못해 각종 질병을 일으키고 척추나 혈액순환에도 지장을 초래한다. 그래서 발가락의 모양과 색깔만으로도 병을 진단하거나 체내 상태를 엿볼 수 있는 것이다.

인간의 수명을 평균 70세로 봤을 때 인간은 일평생 25만km 이상을 걷게 된다. 이는 지구 둘레의 네 바퀴 반에 해당하는 거리로, 걸음으로 계산하면 약 1억보가 넘는다. 하루에 발이 받는 부담이 약 7백여 톤이라 하는데, 그러한 큰 무게를 지탱하고 있는 발이 한순간 무너져버린다면 과연 신체에는 어떠한 영향을 끼칠까?

한 번 망가진 발은 몸 전체에 필요한 균형감과 편안함마저 빼앗아가게 되어 자칫 돌이킬 수 없는 질병으로까지 연결될 수 있다. 현대 문명의 발전으로 교통수단이 발달하면서 인간이 걷는 거리는 점차 줄어들게 되었고, 울퉁불퉁한 흙길 대신 반듯한 시멘트 바닥이 늘어나 편리해졌지만 그로 인해 또 다른 부작용이 생기게 되었다. 이러한 환경적인 변화들로 인해 발에 대한 자연치유 요법은 필연적인 것일 수밖에 없게 되었다.

발 관리의 역사를 살펴보면, 이집트 사키라의 한 의사의 무덤에서 발견된 그림벽화들을 통해 이미 기원전 2,300년경부터 발 관리가 이루어졌음을 알 수 있다. 고대인들의 민간요법으로 계승되어 로마인, 인디언 홍인족 부족, 잉카부족에 이르기까지 여러 문헌에서 그 기록이 남아 있는 것을 발견할 수 있을 만큼, 발 관리는 인간의 오랜 자연치유법 중 하나였다. 특히 중국인은 약 5천여 년 전부터 발 관리를 해오고 있다. 이렇게 오랜 시간을 통해 검증되고 전승된 발 관리의 신비는 과연 무엇일까?

최근 웰빙 열풍이 불면서 건강에 관심이 많아졌지만 유독 발 건강에 있어서는 관리가 소홀한 것이 사실이다. 하지만 인체의 어느 곳과 비교해도 그 중요성이 결코 낮지 않은 발을 깨끗하게 관리해주는 것이 건강한 삶을 사는 하나의 방법일 것이다.

필자의 교육원생 중에는 발 마사지를 받은 후 숙변이 제거되고 신장, 방광 결석(結石)이 나오기도 하는 등 실제 임상사례가 많이 있으며 미국, 독일 등의 유럽에서는 이미 자연요법이 훌륭한 치료법으로 각광을 받고 있는 실정이다. 특히 순환기나 혈액순환에는 발 마사지가 탁월한 효과를 가진 것으로 나타나고 있다. 지금이라도 발에 대해 조금 더 신경을 쓴다면 활기찬 미래를 설계하는 데 도움이 될 것이다.

발 관리란?

발 관리란 발에 시행하는 다양한 발 건강요법을 말한다. 발은 인체의 거울로서, 텔레비전의 리모콘이나 장난감 자동차의 원격 조정기 같은 역할을 한다. 발을 관리하는 방법에는 발에 있는 각 부위의 반사 지점을 자극하여 신체 각 부위의 기능을 조절하고 질병을 예방하는 '반사요법' 이 있고, 발의 모세혈관을 확장시켜 혈액순환이 잘 되게 하는 '마사지요법' 이 있다. 그 외에 발의 외부적인 문제, 즉 위생이나 감염 그리고 발과 발톱의 변형 등의 문제를 해결하는 것을 비롯 각질층제거, 스파, 미용 등도 발 관리에 포함된다.

발 관리의 효과

발은 인체의 축소판으로, 발 속에는 인간의 오장육부를 비롯한 모든 기능이 들어 있다. 인체의 가장 아래쪽에 있는 발바닥에는 언제나 탁기(침전물)가 많이 쌓이게 되는데 발바닥에 노폐물, 침전물, 요산 등이 많을수록 우리 몸에 여러 가지 병이 많이 찾아오는 것이다.

❶ 발의 저부(발바닥)에는 7,200여 개의 신경이 연결되어 있어 이곳을 눌러주면 신경반사작용(Reflex zones)이 일어난다. 이 반사작용이 전신의 경락과 연결되어 신체리듬이 활성화되고 신경의 피로가 회복되어 우리 몸에 재생력을 길러준다.

❷ 발의 배부(발등)에는 모세혈관이 30억 개 이상 분포되어 있어서, 이곳을 마사지해주면 모세 혈관작용을 통해 침전물이 다리정맥으로 흐르고, 정맥에서 다시 신장으로 모여 침전물을 깨끗하게 걸러준다. 또한 무릎 아래에 정체되어 있던 노폐물을 무릎 위 10cm 이상 올려주면 노폐물이 신장에 모아지고 신장은 정수기처럼 나쁜 피를 깨끗하게 걸러주게 된다. 여과된 노폐물은 방광을 통해 소변으로 나가게 되고, 좋은 피는 심장으로 보내져 동맥을 통해 다시 전신을 돌며 우리 몸을 활성화하고

혈액순환을 강화한다.

❸ 경락으로는 음기 맥과 양기 맥을 활성화시켜 경락의 흐름을 강하게 함으로서 막힌 경락을 뚫어주고 발의 신경 반사 작용과 모세 혈관작용을 통해 발에 정체되어 있던 노폐물, 침전물, 요산 등의 해로운 물질을 신장 → 방광 → 소변을 통해 내보내 소변과 피를 맑게 한다.

이로 인해 만성피로 회복은 물론 혈액순환 촉진, 변비 및 생리불순 해소, 스트레스 해소, 당뇨병 등 성인병 예방, 노인성치매 예방, 정력증강, 피부 건강, 수험생의 정신력 집중, 운동선수의 조기 피로회복에 효과가 있다. 그뿐 아니라 전신 피로를 자주 느끼는 사람, 장시간 걷거나 서 있는 사람, 아름다운 발과 날씬한 다리를 원하는 사람, 운동을 많이 하거나 전혀 하지 않는 사람, 발의 통증으로 수면 장애가 있는 사람들에게 좋고 굳은살이 심한 발과 노인성 발·다리 통증, 문제성 발톱 및 각종 발 질병, 발꿈치가 거칠고 갈라진 발, 차갑거나 열이 나는 발에 모두 탁월한 효과가 있다.

:: 발로 진단하는 건강법

평소 발에 자신 있던 한 여성이 족문(발 도장)을 찍게 되었다. 그런데 발의 상태가 말이 아니었다. 구두를 많이 신어 족궁(발의 아치)이 무너져서 평발이 진행된 상태였고, 엄지발가락이 안쪽으로 모아져 기형인 상태가 되어 있었다. 이는 편두통의 원인으로 잘 알려져 있다. 이렇듯 자신도 모르는 사이에 발이 고생하고 있었던 것이다. 여러분도 발톱과 발의 모양에 따른 증세를 알아보고, 건강에 유의하도록 하자.

발톱

흔히 손이나 손톱 모양으로 전체적인 건강을 진단하기도 하는데, 마찬가지로 발의 색이나 형태, 무늬, 모양으로도 건강상태를 알 수 있다. 손톱은 상반신의 반응을, 발톱은 하반신의 반응을 나타낸다는 말도 있다.

발톱의 색깔이 변하고 상처가 있다면 그 발톱과 관계된 내장 부위에 이상이 생겼다는 위험 경보이다. 특히 여성들의 새끼발가락이 아프면 생식과 관련된 신장, 방광의 경락이 막혀 있어서 소변이 자주 마려우며 자궁의 염증을 의심할 수 있다.

● 발톱은 연분홍색을 띠고 있을 때가 최고의 건강상태다. 그리고 모든 발가락의 모양이나 색이 선명해야 한다. 특히 발톱 밑 부분의 반달모양이 선명한 사람이 건강하다.

● 다섯 발가락의 발톱이 모두 들떠 있다면 정신적으로 심한 압박과 충격을 받고 있음을 나타내는 조짐이다.

● 발톱이 자신도 모르게 휘어지면 체내에 병이 진행되고 있다는 신호다.

● 발톱이 뒤쪽으로 일어나는 사람은 술을 좋아하는 알코올 중독자다.

● 발톱에 세로무늬의 선이 강해지면 피로한 상태로, 과로를 피하고 병에 걸리지 않도록 조심해야 한다.

발의 모양

● 발가락이나 발목이 부으면 점차 정강이와 무릎으로 파급된다. 발가락을 눌렀을 때 곧바로 혈색이 나타나지 않고 나중에 혈색이 나타난다면 심장에서 혈액순환이 약하다는 신

호이다.

- 양발을 들어 흔들어준 후 가볍게 던져놓아 어느 발에 이상이 있는지 살펴본다. 정상적인 발은 45° 각도가 정상이지만 발이 길어지거나 골반이 어긋나면 발의 선각도가 무너진다. 원인은 짝짝이발이나 골반 이상, 척추 측만, 경추 이상 등이다. 좌측발이 쓰러져 힘이 없으면 정력 감퇴와 성욕 감소, 불임, 불감증을 일으키고 우측발이 쓰러지면 기관지나 폐에 이상이 있어서 호흡곤란이 오게 된다.
- 오른쪽 발목이 부으면 오른쪽 신장에 병이 있고, 왼쪽 발목이 부으면 왼쪽 신장에 병이 있다는 신호로 볼 수 있다. 다리와 얼굴이 모두 붓는 경우도 신장에 병이 있다는 신호이다. 피로하면 누구나 이런 증상이 나타나지만 자고 일어나서도 이런 증상이 지속되면 간 기능 저하나 신장병을 의심해볼 수 있다.
- 혈액순환이 순조롭지 못할 때 발에 쥐가 나고 저린 현상이 나타난다. 비만한 사람에게 많이 나타나는 증상으로 심장병이나 고혈압의 위험이 따르게 된다. 체중을 줄이고 발 마사지를 계속해주는 것이 좋다.

발의 색

발등의 근육이 비교적 풍부하고, 피부색이 붉으며 윤택하면 건강하다는 증거다. 이와 반대로 발등의 근육이 적고 정맥이 드러나며 피부색이 어두우면서 윤기가 없으면 몸이 허약한 사람이다. 발가락이 누렇게 변하는 것은 위장과 간장이 약해졌을 때 나타나는 현상이다.

발의 온도

● 발이 항상 찬 여성들은 냉증에 걸리기 쉽다. 평소에 발이 시린 사람들은 아랫배가 차고 소화불량인 사람이 많은데, 이럴 때는 발을 따뜻한 물로 씻어주는 것이 중요하며 뜨거운 물에 발을 담그는 방법도 효과적이다. 꾸준히 발을 담가주면 발이 따뜻해 지는데 발이 따뜻할수록 오래 산다는 말이 있다. 발을 자주 주물러 혈액순환을 해준 후 발 전용 Sun 크림을 바른다.

● 발에서 열이 많이 나는 것은 심장의 허증 때문이라고 볼 수 있다. 이때는 미지근한 물에 식초나 소금을 넣어 발을 씻고 찬물에 담가주는 방법이 있다. 정도가 심한 사람은 얼음 물에 냉찜질을 하면 효과적이다. 그리고 발전용 Cool 크림을 바른다.

:: 건강을 UP시키는 발 관리법!

발 마사지할 때 주의할 점

① 식사 후 1시간 이내는 하지 않고, 시작 전에는 꼭 화장실에 다녀온다.
② 여성의 경우 임신이나 생리 기간에는 하지 않는 것이 좋다.
③ 열이 심하거나 수술해야 될 환자는 마사지를 피한다.
④ 염증이 있거나 심한 피로 상태에 있을 때도 발 마사지를 피하는 것이 좋다.
⑤ 뼈와 그 주위는 너무 세게 자극하면 내출혈 또는 부어오르거나 골막염이 생길 수 있다.
⑥ 생리 중의 자극은 생리가 오래 계속되게 할 수 있으므로 지나친 자극을 피한다.

❼ 수술 환자는 상처가 완치되어 혈관의 상태가 완전하게 회복된 후에 자극한다. 왜냐하면 혈액순환을 통해 체내의 노폐물을 효과적으로 배설시킬 수 있기 때문이다.

❽ 마사지가 끝나면 발을 차게 두지 말고 따뜻한 타월이나 모포로 감싸준다. 따뜻한 방 안에 있으면 혈액순환이 더 좋아진다.

발 관리의 상식

❶ 발 마사지를 시작하기 전에 발을 씻는다

발 관리에 들어갈 땐 먼저 따뜻한 물로 발을 씻어야 한다. 집에서는 미지근한 소금물에 발을 담가 근육을 풀어준 다음, 아로마나 발각탕제 같은 소독물을 쓰면 발을 청결하게 씻을 수 있어 효과적이다. 발을 씻은 후에는 무좀이 생기지 않도록 물기를 닦아 말려주고, 발뒤꿈치에 각질이 심하면 건조함이 심한 부위를 버퍼로 밀어 깨끗하게 한 후에 뒤꿈치 전용 크림을 발라 마사지를 시작한다.

❷ 발 마사지는 왼발부터 한다

발 마사지는 반드시 왼쪽부터 시작해야 한다. 그 이유는 왼쪽 발에 심장의 반사구가 있어 혈액흐름을 도와주기 때문이다. 손 또는 봉을 사용하여 양 발을 40분간 발바닥에서 무릎 위 10cm까지 마사지해준다.

❸ 발 마사지는 신장부터 시작한다

왜냐하면 신장의 노폐물이 방광을 통해 빨리 빠져나가도록 하고 신장, 방광의 기능들을 미리 활성화해주기 위해서다. 이렇게 신장부터 마사지를 해주면 발바닥 전체에 침전되었던 노폐물들이 신장에서 수뇨관을 통해 방광에 모여서 소변으로 빨리 빠져나갈 수 있다. 우리가 집안을 청소하기 전에 먼지가 잘 나가도록 창문을 미리 열어놓는 것과 마찬가지다.

❹ 발 마사지가 끝난 후에는 한 잔의 미온수를 마신다

발 마사지가 끝나면 미온수를 한 컵 정도 천천히 나누어 마시도록 한다. 그러면 마사지로 자극을 받은 혈액 속의 노폐물들이 신장에서 물과 함께 걸러져서 소변으로 잘 빠져나가게 된다. 노폐물이나 독소가 많이 침전되어 있었던 사람이 발 마사지 후 소변을 보면 평소보다 좀 탁하고 냄새가 나는 경우가 있다. 이런 현상이 나타났다면 발 마사지의 효과를 톡톡히 본 것이다.

발과 신발

발을 보호하기 위해 만들어진 신발이 요즘엔 오히려 발 건강을 해치는 큰 요인이 되고 있다. 여성은 아름다움을 위하여 하이힐을 비롯해 보행에 무리가 있는 신발을 많이 신고 다닌다. 남성의 경우 운동을 한 후 땀에 밴 운동화를 세탁하지 않고 신고 다녀 냄새가 나기도 한다. 이처럼 무심코 발을 고문하고 있지는 않는지 생각해볼 필요가 있다. 자기 발에 맞는 편안한 신발을 신는 것이 건강한 발을 위해 가장 중요한 일이다.

여성들의 발을 고문하는 하이힐

신데렐라의 유리구두 이야기는 너무나 많이 알려진 동화 중에 하나다. 왕자님은 배필을 만나기 위해 무도회장에 남겨진 유리구두의 주인을 찾기로 결정한다. 그러나 누구도 그 작은 구두에 발이 들어가지 않는다. 오직 아름다운 신데렐라의 발만이 들어간다. 이 이야기는 작은 발이 예부터 미의 상징으로 생각되어왔음을 단적으로 알 수 있는 좋은 예이다.

하이힐은 여성의 발을 작아보이게 할 뿐만 아니라 키도 크고 섹슈얼하게 보이기 때문에 여성이라면 즐겨 신는 필수품이다. 하지만 하이힐을 신은 모든 여성의 얼굴은 웃고 있을지 모르지만, 그 안에 감춰진 발과 발가락들은 살려달라고 아우성을 치고 있다. 여성들이 이 사실을 아는지 모르는지 오늘도 고통당하는 발을 외면하고 있다.

하이힐은 폭이 좁아 발에 꽉 끼고, 굽이 높아 체중이 발끝으로 쏠려 발을 지속적으로 자극해서 굳은살(각질)과 티눈이 생기게 한다. 특히 엄지발가락 가운데와 새끼발가락 끝 옆쪽, 뒤꿈치에 굳은살이 생긴 것을 쉽게 찾아볼 수 있다. 너무 작은 하이힐은 새끼발가락을 엄지 쪽으로 몰리게 하거나 엄지발가락을 새끼발 쪽으로 틀어지게 만든다. 이것을 무지 외반증이라고 한다. 그리고 새끼발톱을 안으로 눌러 보기 흉하게 변형시킨다. 이것은 소지압절이라 한다.

또 발에 비해 너무 큰 신발은 걸을 때 체중이 앞으로 쏠리게 하는데, 이것은 발가락이 앞으로 쏠리면서 구부러져 굳은살이 생기는 이상한 발 모양이 되게 만든다. 하이힐 역시 발 앞쪽에 체중이 몰려 발가락이 구부러지는 해머 토(hammer toe)의 원인이 될 수 있다. 발 건강에 좋은 적당한 굽 높이는 2.5cm~3cm 정도이며, 굽이 높은 신발을 신고 싶으면 앞부분도 같이 높은 통굽 스타일의 웨지힐 신발을 신는 것이 좋다. 여성들이여, 멋 내기 위한 뾰족한 하이힐보다 자기 발에 맞는 편안한 신발을 신어보자!

발에 좋은 신발 선택법 8가지

❶ 구두의 구부러지는 부위와 발가락이 구부러지는 부위가 일치해야 한다.

❷ 구두의 길이가 발길이보다 1cm 정도 길어야 한다.

❸ 볼이 편안해야 한다.

❹ 신발의 재질은 부드러운 것이 좋다.

❺ 구두의 높이가 3cm 이상은 피한다. 때와 장소에 따라 하이힐을 신어야 할 경우도 있지만 장시간 걸을 때는 바람직하지 않다.

❻ 신발 바닥이 발바닥 장심아치에 맞는가를 살펴본 다음 종횡아치를 떠받쳐줄 수 있는 신발이 적당하다.

❼ 신발을 고를 때는 발이 약간 부어 있는 오후에 고르는 것이 좋다.

❽ 반드시 양 쪽을 다 신어보고 실제로 걸어봐서 편하게 신고 걸을 수 있는 것을 골라야 한다.

올바른 보행 방법

바쁜 현대인들의 걸음걸이는 분주하기만 한데, 어떻게 걷는 것이 피로를 덜 느끼는 보행 방법일까? 발바닥 전체를 땅에 대고 껑충껑충 걷는 것보다 발뒤꿈치가 먼저 땅에 닿고 그 다음에 발바닥을 중심으로 해서 발끝으로 끝나는 순서로 걷는 것이 올바른 방법으로 알려져 있다. 대부분의 사람들은 발뒤꿈치가 땅에 닿는 순간이 매우 짧고 발바닥이 땅에 닿는 시간이 길다.

발바닥 전체로 걸으면 평발이 되기 쉽다고 한다. 평발 보행은 발에 통증과 피로를 불러올 뿐 아니라, 체중이 발바닥으로만 전달돼 발바닥의 움푹 들어간 아치 부분이 주저앉는다. 발 앞쪽과 뒤쪽 어느 한편에만 힘을 주고 걸으면 힘을 받는 부위에 굳은살이 생기게 된다. 특히 뒤쪽을 꾹꾹 눌러가며 걷는 사람은 발뒤꿈치에 딱딱한 굳은살이

박히게 된다. 틈틈이 옆으로 걷는 게걸음이나 발끝을 들었다 폈다 하는 발 근육 단련 운동으로 굳은살을 예방할 수 있다.

:: 눌러주면 좋아한다, 발의 반사구 자극하기

발의 반사구는 오장육부와 연결되어 있어 그와 상응하는 부위를 자극하면 피로 회복과 치유에 큰 효과를 볼 수 있다. 이것은 수천 년 동안 전해 내려오는 자연요법으로 손쉽게 어디서나 할 수 있는 방법이다.

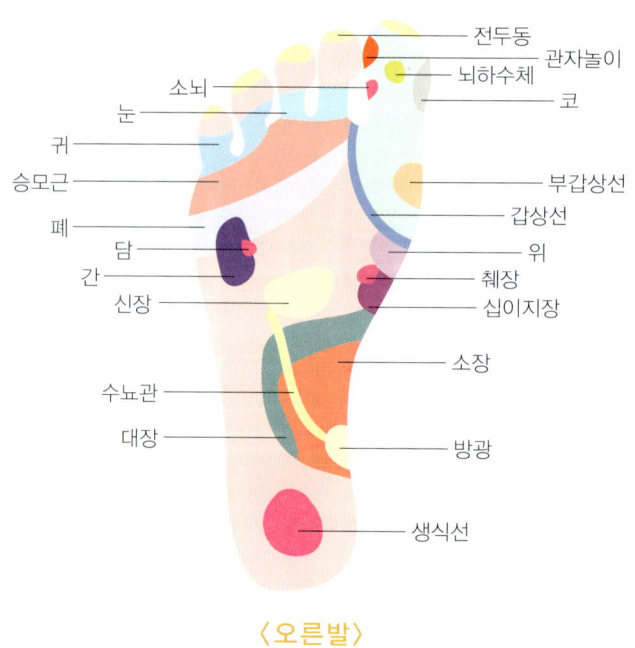

전두동
관자놀이
소뇌
뇌하수체
눈
코
귀
승모근
부갑상선
폐
갑상선
담
위
간
췌장
신장
십이지장
소장
수뇨관
대장
방광
생식선

〈오른발〉

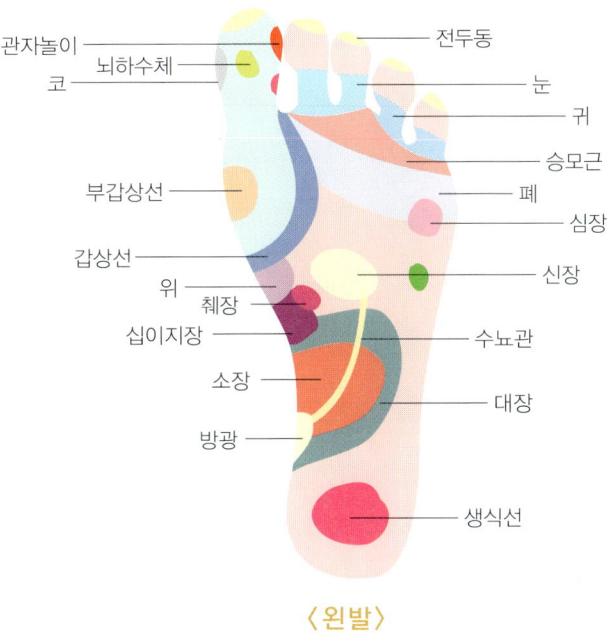

관자놀이 ——
뇌하수체 ——
코 ——

부갑상선 ——

갑상선 ——
위 ——
췌장 ——
십이지장 ——
소장 ——
방광 ——

—— 전두동
—— 눈
—— 귀
—— 승모근
—— 폐
—— 심장
—— 신장
—— 수뇨관
—— 대장

—— 생식선

〈왼발〉

우선 발을 부드럽게 하는 전문 크림이나 오일, 그리고 자극봉을 준비한다. 전용 자극봉이 없으면 끝이 지나치게 뾰족하지 않은 막대도 가능하다. 또 전용 크림이 아니어도 일반 크림이나 바디 오일 같은 것을 사용해도 된다.

발의 부위별 반사구와 효능

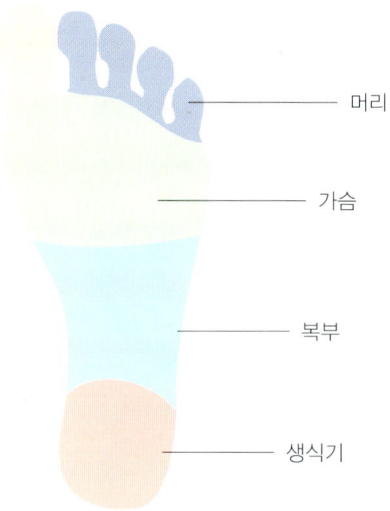

머리

가슴

복부

생식기

발바닥 반사구의 그림을 전체적으로 사람의 모양으로 볼 수 있다. 그림을 크게 6
등분으로 나누어 설명하면 다음과 같다.

❶ 머리 부위

발가락 끝 전체는 전두동이라 하여 앞머리와 이마를 나타낸다. 그리고 엄지발가락
전체를 머리로 생각하며 엄지발가락 속에는 뇌하수체와 대뇌, 소뇌, 삼차신경, 관자놀
이, 코 등이 들어 있다. 그리고 발가락 밑 마디 선을 목선과 눈, 귀의 반사구로 본다.
이곳을 지압봉으로 누르고 그 주위를 마사지해주면 머리가 맑아지고 호르몬 분비가
활발해진다. 또 대뇌의 세포가 활성화되어 상습적인 두통이나 근육의 피로회복, 눈과
귀의 기능 활성화에 효과적이다.

❷ 가슴 부위

발바닥의 상부로서 발가락 밑에는 갑상선과 부갑상선, 승모근, 폐, 심장 등의 반사구가 있는데 이곳이 인체의 가슴 부위다. 이 주위를 누르고 비벼주면 갑상선 호르몬 분비의 이상으로 신진대사가 안 될 때 효과가 있다. 또 숨이 차고 심장이 약해져서 가슴이 답답하고 두근거릴 때도 매우 효과적이다. 이때 발등(모세혈관망)도 같이 마사지하면 마음의 안정과 평화를 느낄 수 있다.

❸ 복부(배꼽 주위와 아래)

발바닥의 가운데(장심) 부위는 위장, 췌장, 십이지장의 장기와 신장, 수뇨관, 소장, 대장의 반사구가 들어 있는데 인체의 복부를 나타내는 곳이다. 이곳을 누르고 마사지를 해주면 소화 불량으로 속이 더부룩하고 가스가 찰 때나 변비, 설사, 비만, 다이어트 등에 효과적이다. 특히 발바닥 전체를 주먹으로 두드려주면 새로운 힘이 솟고 기운이 생기며 소화 흡수가 잘된다.

❹ 골반 생식기 부위

발의 하단부인 뒤꿈치에는 남녀의 방광과 생식기(고환, 전립선, 난소, 자궁)의 반사구가 들어 있다. 인체의 아랫배와 생식기계에 해당하는 이곳을 꼴고루 누르고 마사지해주면 소변이 시원하고 변비가 줄어든다.

❺ 골격 척추 부위

　발의 내측, 아치 안쪽은 우리 몸의 골격에 해당하며 경추(목뼈), 흉추(등뼈), 요추(허리뼈), 선골(골반), 미골(꼬리뼈)을 나타낸다. 엄지발가락부터 발뒤꿈치까지 차례로 발의 안쪽을 눌러주면 우리 몸이 척추 마사지를 받는 것처럼 등 전체의 경락이 풀어지며 피로가 풀린다.

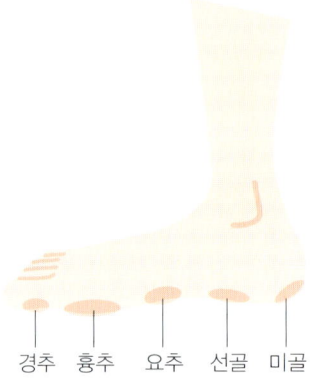

경추　흉추　요추　선골　미골

❻ 사지(어깨, 팔, 무릎, 다리) 부위

　발의 외측 새끼발가락 밑 마디부터 뒤꿈치까지가 팔과 다리 부위이다. 지압봉으로 발의 바깥쪽을 2등분하여 골고루 누르고 문질러준다. 발의 외측 중간(돌기)을 기준으로 위쪽을 눌러주면 어깨 관절과 팔 관절의 통증이 완화되고, 아래쪽을 눌러주고 마사지하면 무릎과 고관절 등 다리의 통증이 완화되며 피로가 없어진다.

∷ 발가락 마사지와 경락

　발가락과 손가락으로 흐르는 경락은 모두 12개이다. 그 중에 발가락으로 6개의 경락이 흐르고 있는데 오장육부가 발가락 안에 들어 있다고 볼 수 있다.

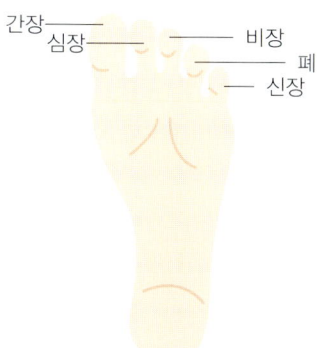

간장
심장
비장
폐
신장

엄지발가락 : 간장(담낭)

둘째발가락 : 심장(소장)

셋째발가락 : 비장(췌장)

넷째발가락 : 폐 (대장)

다섯째발가락 : 신장(방광)

엄지발가락에 이상이 있다면

엄지발가락을 누르고 풀어주면 간 기능이 좋아지고 머리가 맑아진다. 불면증이나 정신병, 우울증은 물론 어린이 성장에도 효과가 높으며 얼굴 피부도 고와진다.

엄지발가락에 반점이 생기거나 이상이 있으면 머리나 뇌의 이상신호로 본다. 엄지발가락 색깔이 변하고 통증이 느껴지며 발가락이 붓는 등 이상이 있다면 간 경락이 막혀있다는 신호이다. 이러한 증상이 오래되면 항상 머리가 아프고 우울증이 올 수도 있다. 두통, 어깨나 목이 결릴 때도 엄지발가락을 자극하면 증세가 호전된다. 매일 엄지발가락 부위를 자극하고 마사지하면 고혈압, 저혈압에도 도움이 된다.

둘째발가락에 이상이 있다면

심장이 약해서 손발에 땀이 많이 나고, 소화가 안 되고 가슴이 두근거리거나 숨이 차는 증상이 나타나게 된다. 둘째발가락을 누르고 풀어주면 가슴이 답답하고 소화가 안 될 때 위의 기(氣)가 통하여 속이 트여지며, 심장이나 순환계의 움직임이 약한 사람에게 좋다. 둘째와 셋째발가락을 동시에 눌러주면 차멀미나 배멀미의 구역질이나 어지러움 같은 증상에 효과가 있다. 또 급체하였을 때 둘째발가락의 끝부분을 문질러주면 매우 큰 효과를 볼 수 있다.

셋째발가락에 이상이 있으면

비장이나 위장에 이상이 있을 때 나타나는 현상으로 발가락이 뒤틀리거나 통증을 동반한다. 셋째발가락 끝이 붓고 통증이 느껴지면 위장에 이상이 생겼다는 신호로 소화가 안 되고 식욕 부진, 변비, 눈의 피로와 연관이 있다. 셋째발가락을 누르고 풀어주면 통증이 가라앉고 비장이나 위가 좋아진다.

넷째발가락에 이상이 있으면

폐, 대장 경락에 이상이 있으므로 호흡기 질환이나 감기, 피로감이 올 수 있으며 기관지가 약해져서 기침, 가래 또는 설사를 하게 되고 대장에 이상이 온다. 그러므로 넷째발가락에 자극을 줘 누르거나 당겨주면 소화기능 저하, 배에 가스가 차 있거나 변비가 있는 경우 좋은 효과를 나타낸다.

다섯째발가락에 이상이 있으면

신장이나 방광으로 통하는 경락이 흐르고 있다. 여성들은 자궁에도 해당되며 소변이 자주 마려울 때나 방광염에 특효가 있다. 특히 새끼발가락은 또 다른 생식기라 부를 정도로 생식기계의 모든 질병과 밀접한 관련이 있으며 생리불순, 소변 이상에 효과가 있다.

:: 발가락 살리기 운동법

하루 종일 스타킹, 양말, 신발 속에 갇혀 있던 발가락들이 살려달라고 아우성이다.
발목이나 발가락 관절은 거의 운동을 하지 않아 매우 굳어져 있는 상태이므로 발가락
마사지를 하면 혈액순환이 좋아져서 온몸에 기가 통하게 된다. 또 몸이 개운해지면서
유연한 몸을 유지할 수 있게 해준다.

❶ 의자에 앉아 한쪽 발을 다른 쪽 무릎 위에 올려놓는다.

❷ 손가락으로 엄지발가락부터 좌우로 비틀어준다.

❸ 발가락을 한 개씩 잡아당긴다.

❹ 발가락을 한 개씩 잡아 원의 형태로 부드럽게 돌려준다.

❺ 다섯 발가락 전체를 잡고 앞뒤로 움직여준다.

❻ 발목 전체를 돌리고 풀어준다 (여기까지 7~8회 실시한다).

❼ 병이나 주먹으로 발바닥 부분 부분을 10회 정도 두들겨준다.

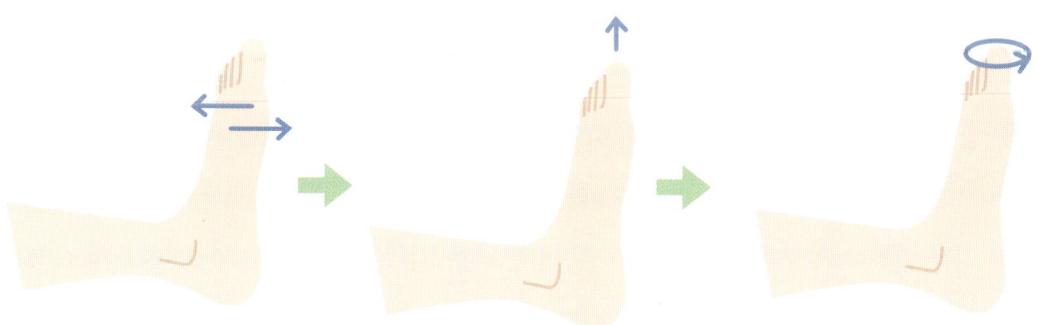

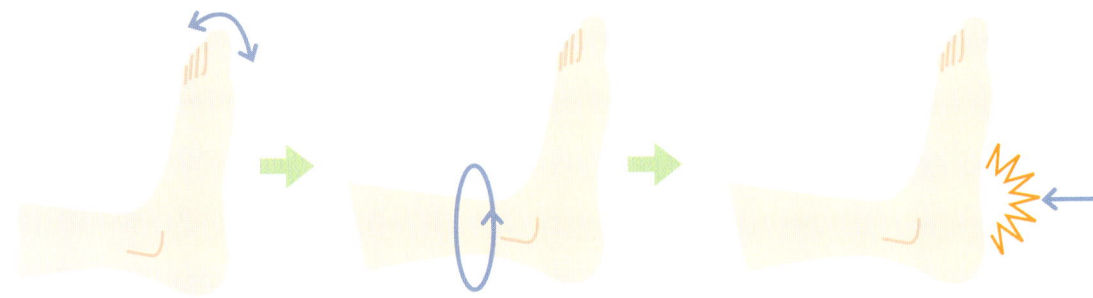

:: 굳은살, 티눈, 무좀, 발냄새 – 발트러블 처치법

못생긴 발의 주범, 굳은살 관리법

각질은 피부의 자생적 보호막으로, 피부가 외부로부터 자극이나 압력을 받으면 스스로 방어하기 위해 더욱 각질층을 두껍게 한다. 이 각질층이 쌓인 것이 바로 굳은살이다. 굳은살은 잘 맞지 않거나 꽉 끼는 신발을 오래 신었을 경우, 또는 보행 습관이 잘못되어 압력이 발 전체에 고르게 분산되지 않았을 경우에 많이 생긴다.

● 관리방법 : 발을 씻기 전에 버퍼를 사용해 굳은살을 깨끗이 갈아준 후에 발전용 크림을 발라 마사지한다. 또는 따뜻한 물에 발을 10분 정도 담갔다가 각질을 부드럽게 만든 후 발전용 버퍼로 부드럽게 문지르면서 제거하는 방법도 있다. 너무 두꺼운 각질은 크레도나 작은 가위로 깎아낸다. 굳은살을 제거한 후에는 발의 물기를 깨끗하게 말린 다음 보습 성분이 함유된 파우더나 크림을 바른다. 발 마사지를 한 후 발을 보호하기 위해

비닐 랩을 씌우거나 양말을 신고 자면 효과적이다. 상태가 심한 사람은 각질 연고나 약물로 치료할 수 있다.

울퉁불퉁 보기 싫은 티눈 제거법

티눈이 생기는 가장 큰 원인은 자기 발에 맞지 않는 신발을 신기 때문이다. 신발이 작아 발을 무리하게 조이거나 높은 스트랩 샌들을 신고 많이 걸어다니면, 심한 하중으로 인해 피부 조직이 뭉쳐 굳은살이 되고 이것이 오래 되면 티눈이 생긴다. 티눈은 높은 하이힐을 신는 경우에는 발바닥에 생기고 통굽은 발뒤꿈치에 생긴다. 굳은살과 티눈의 차이점은 굳은살은 아프지 않은 데 비하여 티눈은 딱딱해진 부위가 신경을 눌러 걸을 때 통증을 유발하므로 고통이 따른다는 점이다. 발에 맞지 않는 신발이나 안 좋은 습관을 바꾸면 티눈을 예방할 수 있다.

● 관리방법 : 항상 발을 청결하게 하고 원활하게 공기를 소통시켜주며, 발가락 벌리기 운동과 돌리기 운동을 꾸준히 해야 한다. 굳은살에서 티눈으로 변이될 때는 굳은살 부위에 마사지 크림을 바르고 마사지 봉으로 강하게 5분 정도 문지른다. 꾸준히 마사지를 해주면 딱딱한 굳은살이 풀어지며 점점 부드러워져 없어지게 된다. 오래되지 않은 굳은살이나 티눈은 발 마사지만 해줘도 충분히 치료할 수 있다. 티눈이 심할 경우에는 딱딱해진 부분을 면도날 등으로 잘라내고 티눈의 중심 부분인 티눈 심에 전용 크림을 바르고 마사지하는 방법이 있다.

여자도 걸린다, 피부무좀

하루동안 거울에 얼굴을 비춰보는 시간은 많은데 발을 바라보는 시간은 얼마 되지 않는다. 특히 여성들은 공들여 화장하고 꾸미는 데 많은 시간을 투자하지만 발 관리에는 소홀하다. 이렇게 발에 무관심하다보니 무좀이 생겨나 괴롭히는 것이다.

발바닥에 허물 같은 것이 벗겨지기 시작하면서 가끔은 냄새를 동반한다면 벌써 습진이나 무좀이 진행 중인 것이다. 무좀이란 곰팡이가 피부의 각질을 녹여 영양분으로 삼아서 번식하는 피부병이다. 무좀이나 습진은 땀이 많은 여름철, 밀착된 발가락과 발가락 사이에서 많이 발생한다. 무좀, 습진을 일으키는 병원균은 사상균으로서 쉽게 치료되지 않는 특성이 있다. 평소에 족탕을 할 때는 세균을 죽이는 족탕제를 사용하고, 발을 담근 후에는 물기를 없애고 풋 파우더를 사용함으로써 무좀 또는 습진을 예방할 수 있다.

무좀을 예방하는 6가지 방법

❶ 발을 항상 청결히 하는 것은 기본이고 나일론보다 면양말을, 양말보다는 맨발로 다니며 공기를 소통시키는 것이 중요하다.

❷ 발에 땀이 차지 않도록 조심하고 외출 시에는 발에 파우더를 조금 뿌려서 습기가 차는 것을 미리 막아주도록 한다.

❸ 되도록 신발을 자주 갈아 신어서 신발 속에 곰팡이 균이 생기지 않도록 조심한다.

❹ 퇴근 후에는 식초나 백반을 탄 물에 발을 담근다.

❺ 목욕물에 마늘 즙을 적당히 넣어 목욕하면 살균 효과는 물론 무좀, 습진 등을 예방할 수 있다.

❻ 대야에 물을 받아 발목이 잠기도록 하고, 식초나 소금을 타서 20분 정도 담갔다가 씻으면 냄새가 없어지고 무좀 예방에도 좋다.

그 밖의 약물치료법~

시중에는 많은 무좀약이 나와 있으나 효과는 비슷하다. 바르는 약의 성분은 크게 둘로 나눌 수 있는데 하나는 직접 곰팡이의 번식을 약하게 하거나 살균하는 약으로 시중에서 파는 무좀약이 대부분이 여기에 속한다. 다른 하나는 곰팡이가 번식하는 피부의 바깥층을 벗겨내는 성분의 무좀약으로 피부가 두꺼워지는 무좀에 효과가 있다고 한다. 또 물약도 있는데 성분과 효과가 비슷하며 무좀이 발바닥 전체로 번졌을 때는 사용해볼 수 있다. 최근에 나온 스프레이형 무좀약은 값이 비싼 대신 하루 한번만 발라도 효과가 충분하다.

이런 무좀약들은 보통 1주일 안에 모든 증상을 사라지게 한다. 하지만 문제는 여기에 있다. 증상이 사라져 약 바르기를 중단하면 바로 재발한다는 것이다. 단시간에 무좀균의 뿌리까지 제거하기에는 한계가 있기 때문이다. 각질이 재생되는 기간은 20~40일이 소요되므로 반드시 꾸준히 사용해야 한다. 이보다 더 심한 사람은 지금 당장 가까운 병원으로 가서 상담해보자.

이제 신발 벗기가 두렵지 않다! 발 냄새 퇴치법

냄새 나는 발

발 냄새의 원인은 땀의 분비이며, 각질이나 피부에 존재하는 균에 의해 특이한 냄새가 나기 시작한다. 따라서 누구나 발에 땀이 차게 되면 답답한 신발에 갇혀 있어 발

냄새가 쉽게 발생하는 것이다. 땀이 많이 나면 각질을 약하게 만들어 운동할 때 벗겨지기도 하고 통증이 생기기도 한다. 이러한 상태가 계속되면 세균이 번식하여 무좀까지 일으키게 된다. 평소에 발을 깨끗이 닦아 청결을 유지하는 습관이 중요하고, 마지막 헹굴 때는 소금이나 식초를 넣은 물로 씻어내면 악취를 예방할 수 있다.

발 냄새 제거 테크닉

소금을 약간 탄 물에 발을 자주 씻는다. 발에 물기가 남으면 곰팡이를 만들게 되므로 언제나 건조하고 깨끗하게 유지한다. 나일론 스타킹이나 꽉 막힌 신발은 피하고 통풍이 잘되는 신발이나 면양말을 신는 것이 좋다. 양말을 벗은 후에는 발에 통풍이 잘되도록 발가락끼리 마찰운동을 시킨다. 신발이 축축하면 세균이 번식하므로 평소에 신발을 깨끗이 빨아 햇볕에 말려 건조하게 보관한다.

발 냄새를 없애는 민간요법 8가지

❶ 발을 씻은 후 파우더를 충분히 뿌려서 땀이 발에 남지 않게 한다.

❷ 발가락 사이에 생강을 붙이면 생강의 항균 성분이 발 냄새를 없애준다.

❸ 발바닥을 깨끗이 닦아 지저분한 각질이나 습진을 없애준다.

❹ 구두나 운동화를 벗은 다음 신발 안에 신문지를 말아 넣어두면 발 냄새나 습기를 제거할 수 있다.

❺ 소다나 파우더를 신말 속이나 양말에 뿌려서 신는 방법도 있다.

❻ 약국에서 백반을 구입해 신발 속에 넣어둔다. 백반은 습기를 빨아들이고 나쁜 냄새를 흡수하는 효능이 있다.

❼ 샌들 종류의 신발을 신고 다녀도 발의 땀과 먼지가 뒤섞여 악취가 날 수 있는데, 이

때도 샌들 위에 백반가루를 뿌려두면 효과가 있다.

❽ 마지막 마무리로 발에 뿌리는 스킨케어로 균을 소독한다.

:: 하루의 피로를 푸는 발 마사지

❶ 발을 씻은 뒤에는 발가락 사이까지 수건으로 물기를 완전히 닦아낸다. 발가락 사이 사이를 특히 청결하게 해야 습진이나 무좀을 예방할 수 있다. 헤어드라이어를 사용하여 발가락 사이를 벌려가며 철저히 말린다.

❷ 발을 씻을 때 샤워기로 마사지를 해주면서 씻으면 혈액순환 효과를 볼 수 있는데, 열이 있고 화끈거리는 발은 찬물로, 차가운 발은 뜨거운 물로 한다. 매일 반복하면 효과적이다.

❸ 평소에 집에 있는 지압용 발판을 밟아준다든지 지압 슬리퍼를 신으면 따로 지압을 하지 않아도 발 마사지의 효과를 볼 수 있다. 특히 주방의 싱크대 밑에나 일하는 곳에 발 지압판을 놓고 일상 생활을 하다보면 피로가 회복되고 오장의 기능도 활기차게 된다.

:: 얼굴이 예뻐지는 발 마사지

얼굴이 예뻐지는 것은 모든 여성들의 소망이다. 예뻐지기 위해서라면 수단과 방법을 가리지 않는 것이 여성들의 공통된 마음일 것이다. 발 마사지로도 예뻐질 수 있다.

발바닥이 지저분하고 상태가 안 좋은 사람은 얼굴 상태도 안 좋은 것으로 나타난다. 얼굴에 여드름, 기미, 부스럼 등의 트러블이 생겨나고 얼굴색이 어두워보이는 것이다. 발 관리를 꾸준히 하여 발의 상태가 깨끗해지면 얼굴의 트러블이나 혈색도 깨끗해지고 윤기가 나며 점점 예뻐지는 것을 확인 할 수 있다.

마사지 도구는 모지를 사용하는 것이 인간의 기가 통하여 좋지만 손 힘이 약한 사람은 발 마사지 지압봉이나 다른 도구를 사용하여 눌러도 동일한 효과를 볼 수 있다.

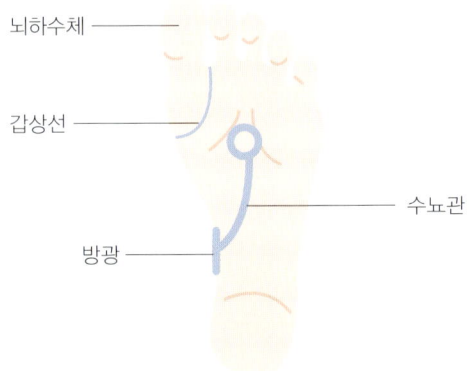

뇌하수체

갑상선

수뇨관

방광

❶ 위 그림에서 수뇨관, 방광 부위를 눌러 발바닥의 노폐물을 빼내면 얼굴의 잡티가 제거된다.

❷ 엄지발가락 가운데 뇌하수체를 눌러주면 얼굴에 윤기가 돈다.

❸ 갑상선을 눌러주면 신진대사를 활발하게 하고 얼굴 지방이 제거된다.

❹ 뱃속(소장)의 가스나 노폐물과, 대장의 변비를 제거하여 얼굴의 독소와 기미를 제거한다.

❺ 발뒤꿈치를 마사지하여 성호르몬을 촉진시켜 어두운 얼굴 색을 밝은 색(연분홍색)으로 만들 수 있다.

:: 매끈매끈 부드러운 뒤꿈치를 만드는 발 마사지

발뒤꿈치에 각질이나 굳은살, 티눈이 생겨 통증 때문에 고생하는 사람은 혈액순환이 안 되고 호르몬 분비가 제대로 이뤄지지 않아 노화된 피부가 쌓여 있는 것이다. 심한 경우 뒤꿈치가 갈라지거나 피가 나기도 한다. 지금이라도 발뒤꿈치 마사지를 시작하여 매끄럽게 만들어보자!

❶ 먼저 버퍼(뒤꿈치를 미는 도구)로 문질러 굳은살을 제거한 후 크림을 바른다.

❷ 손바닥으로 발바닥의 혈액을 뒤꿈치 쪽으로 모아서 뒤꿈치를 감싸쥔 다음 모아진 혈액을 마사지 봉이나 모지(엄지손가락)로 꾹꾹 눌러준다.

❸ 모지나 손바닥으로 뒤꿈치를 강하게 문지른다.

❹ 손을 깍지 껴서 손바닥으로 뒤꿈치를 감싸쥐며 마사지해준다.

❺ 7~10일이면 누구나 발뒤꿈치가 깨끗해지는 효과를 볼 수 있다.

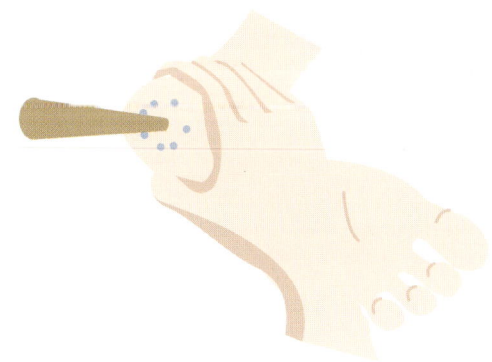

:: 생리통을 완화하는 발 마사지

생리 주기가 되면 온몸이 나른하고 허리가 끊어지게 아픈 여성들이나, 일기예보라도 하듯이 며칠 전부터 형언할 수 없는 불쾌감이 계속되다가 생리가 시작되면 통증이 심해지는 경우, 혹은 생리 불순이 있는 여성들은 호르몬의 불균형 및 우리 몸을 관리하는 뇌하수체 호르몬 분비가 제대로 되지 않아 생식 기능까지 영향을 미치는 사람들이다. 생리통은 골반이나 내장 기능의 이상으로 난소나 자궁이 압박을 받아 일어나는 것이다.

이런 여성일수록 꽉 끼는 청바지나 나일론 의상은 혈액 순환에 좋지 않은 영향을 주므로 피하는 것이 좋다. 가능하면 몸을 차지 않게 따뜻하게 해주고, 특히 생리통에는 아랫배를 뜨거운 물수건이나 찜질 등으로 뜨겁게 해주는 것이 매우 효과적이다. 또 발을 조이고 불편하게 하는 하이힐도 발의 혈액순환에 좋지 않아 생리통을 가중시킨다. 그러므로 멋을 내기보다는 내 몸의 건강을 위하여 생리 때만이라도 발이 편안한 신발이나 낮은 굽으로 바꿔 신는 것이 좋다.

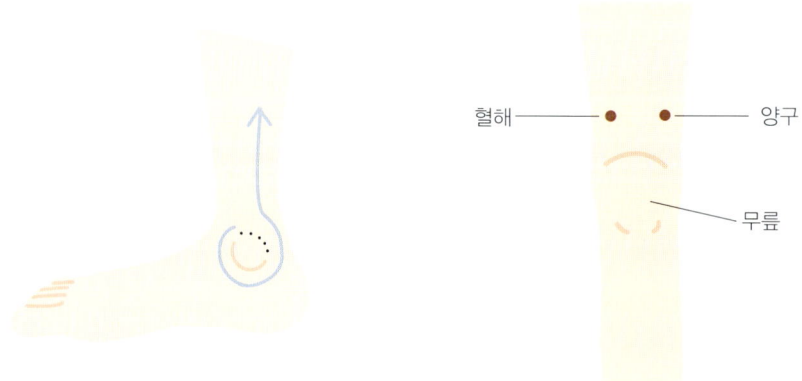

혈해 ──── ● ● ──── 양구

무릎

❶ 발바닥을 3등분으로 나누어 위에서 1/3지점, 발바닥 윗부분에 사람 인(人)자 모양으로 움푹하게 들어간 부분이 힘이 샘솟는 용천이라고 부르는 자리다. 이곳을 엄지 손가락이나 봉으로 강하게 누르고 돌려준다. 3~4초씩 3~4회 눌러준 후 모지로 강하게 돌리며 풀어준다.

❷ 용천 부위에서 대각선 방향으로 수뇨관에서 방광까지 내려오며 누르고 문질러준다. 3~4회 정도 마사지한다.

❸ 엄지발가락 가운데 뇌하수체를 지그시 누르고 풀어준다. 3~4초씩 3~4회 마사지해 준다.

❹ 발뒤꿈치부터 아킬레스건 쪽까지 모지로 강하게 밀어준다. 손가락 끝에 힘을 주어 복사뼈 주위를 원을 그리며 돌려준다. 이 부위는 요도나 생식기의 반사구로, 자궁 이나 전립선에 이상이 있는 사람에게 탁월한 효과를 나타낸다.

❺ 양손의 손바닥을 겹쳐 앞 발목에서 무릎 위까지 3~4회 쓸어 올려 경락을 풀어준다. 무릎 위에서 5cm 위에 위치한 혈해, 양구혈을 풀어주면 생리통과 생리 불순이 없어진다. 올라갈 때는 힘 있게 쓸어 올려주고 내려올 때는 힘을 뺀다.

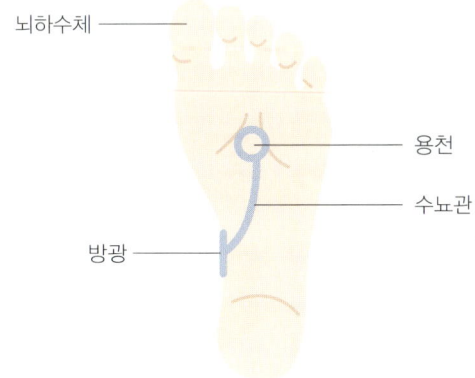

뇌하수체

용천

수뇨관

방광

:: 날씬해지자! 다이어트 발 마사지

요즘은 다이어트 세상이라고 해도 과언이 아니다. 그러나 자신과 맞지 않는 식품이나 방법으로 무리하게 진행하면 심한 부작용을 초래하고 심하면 생명을 위협하기도 한다. 다이어트 관리법이란 체중을 줄이고 비만을 조절하기 위한 식이요법과 운동요법이다. 체중과 비만을 조절하기 위해서는 대사관계, 즉 소화 기관이나 호르몬 계통 및 비뇨기 계통의 반사점을 잘 눌러 몸속에 필요 없는 지방분이 자연스럽게 분해되어 빠져나가게 된다.

❶ 마사지 기본법이나 이완요법으로 발을 가볍게 풀어준다.

❷ 엄지와 둘째발가락 사이에서 줄을 그으면 갑상선이 나온다. 갑상선 호르몬 분비 이상으로도 비만이 오므로 갑상선 반사구를 누르고 풀어준다. 이곳을 아래에서 위로 모지나 지압봉으로 힘 있게 밀어준 다음 많이 비벼준다.

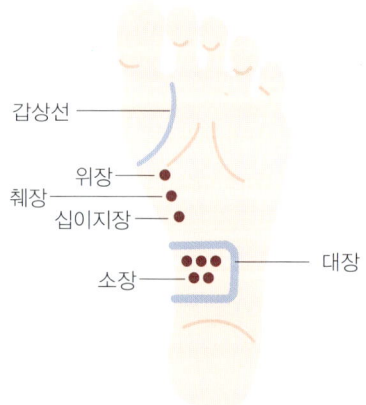

갑상선 / 위장 / 췌장 / 십이지장 / 대장 / 소장

❸ 갑상선 아래에는 위장, 췌장, 십이지장의 반사구가 있다. 위장, 췌장, 십이지장의 반사 부위를 각각 3~4초씩 3회 자극한 후 풀어준다. 위장에서 십이지장 부위까지 위에서 아래로 7회 이상 강하고 시원하게 쓸어준다.

❹ 발바닥 중간 아래 소장의 반사구를 힘 있게 지그재그로 누르고 풀어준다. 소화가 잘되고 뱃속의 가스가 빠져나간다.

❺ 대장의 반사구를 'ㄱ', 'ㄷ'자로 선을 따라 누르고 강하게 문지르고 비벼준다. 소장과 대장에 덩어리가 있으면 가스가 많다는 증거이므로 여러 번 자극한다.

:: 가벼워지자! 변비를 완화하는 발 마사지

변비의 가장 중요한 원인은 식생활과 신경성 스트레스가 아닌가 싶다. 예전에 시골에서는 보리밥이나 고구마, 감자 등 섬유질이 많은 음식을 섭취했으므로 변비 해소는 물론 건강하게 생활하는 데 도움이 되었다. 하지만 요즘 현대인들은 인스턴트 식생활과 육류나 달걀 등 영양가 높은 음식으로 편식을 하는 경우가 많아져 변비가 생기게 된 것이다. 또 치아가 약해 부드러운 것만 섭취하게 되면 장의 연동 운동이 적어져서 변비로 이어질 수도 있다. 그리고 각종 스트레스 때문에 식사량은 소량인데 활동을 많이 하는 사람도 습관적인 변비로 고생을 하기도 한다.

그러므로 소량의 식사나 편식, 아침을 거르는 습관을 고치는 것이 중요하다. 필자의 경험으로는 변비에는 미역국이 최고이며, 섬유질(감자, 고구마, 보리, 양배추에 많음)을 충분히 섭취하여 위와 대장이 연동운동을 충분히 할 수 있도록 해주어야 변비가 해소된다. 장이 좋아하는 음식인 섬유질이 부족하면 장은 마치 일은 해야겠는데 일거리가 없는 실업자와 같아져 뱃속이 열을 받아 변비가 생기는 것이다. 또한 여성들의 경우는 생리 전후에 변비가 생기는 경우가 매우 많다.

❶ 엄지와 둘째발가락 사이로 선을 그어 엄지발가락 마디 5cm 아래의 위장, 췌장, 십 이지장 반사구를 힘 있게 누르고 문질러 풀어준다.

❷ 오른발 뒤꿈치 안쪽 선에서 'ㄱ'자를 그리며 모지나 지압봉으로 눌러준다.

❸ 'ㄱ'자에서 이어 'ㄷ'자 모양으로 눌러주고 풀어준다. 이 방법은 뭉친 변비를 해소 하며 숙변을 제거함으로 비만을 해결한다.

❹ 대장의 안쪽 소장 반사구를 골고루 눌러주고 지그재그로 비벼준다.

❺ 발바닥 전체를 주먹으로 밀어준다.

◎TIP ● 변비가 심할 경우 매일 10분씩 일주일간 마사지해준다. 또는 발바닥의 지압점이 골고루 자 극될 수 있도록 막대기를 사용하거나 문지방을 밟아주는 방법도 있다.

:: 언제나 할 수 있는 간단한 발 운동법

집에 누워서, 양발 좌우 T자 운동하기

가정에서 간단하게 양발 좌우 T자 운동으로 상쾌한 하루를 시작할 수 있다. 천장 을 보고 반듯이 누워서 두 다리를 동시에 들어올린 다음 바깥쪽으로 충분히 벌렸다가 다시 다리를 안쪽으로 모아 발의 내측이 닿을 때쯤 다시 벌린다. 이 동작을 연속적으 로 7~8회 반복한다. 또 다리를 허공으로 들어올린 상태에서 다리를 서로 엇갈리게 교 차하는 동작을 반복한다. 자리에서 일어난 후나 자기 전에 양다리를 가지런히 쭉 편

다음 발끝을 좌우로 붙였다 떼었다를 2~3분 정도 반복한다. 이 운동은 일명 T자 운동으로 정력 강화와 기를 충전하는 데 매우 효과적이다. 발가락 끝은 인간의 기의 시작이다. 땅의 기를 받아들인다고 생각하자.

발가락으로 물건 들기

발가락으로 여러 물건들을 들어올리면 말초신경과 혈관을 자극하여 온몸의 기능을 활성화하는 데 매우 효과적이다. 발가락으로 글자를 쓰고, 신문을 찢는 운동도 있다. 또 발가락으로 피아노 치기, 책 넘기기, 가위 바위 보 놀이하기, 발가락 세워 발레 연습 하기와 발끝 세워 오래 서 있기 등이 있다. 처음에 너무 무리하게 하지 말고 서서히 강하게 연습하는 것이 좋다.

출근하면서 운동하기

발끝으로 계단 오르기는 순환기, 호흡기, 근력을 단련시켜 온몸의 지구력을 길러준다. 발가락 끝에 힘을 주고 계단을 올라가면 발가락 끝에 있는 머리와 뇌하수체의 호르몬이 분비되어 피로가 없어지고 머리가 맑아지며 혈액순환을 촉진한다. 지하철 역 등의 계단을 오를 때는 발끝으로 오르고, 계단을 내려갈 때는 발뒤꿈치를 사용해보자. 그러면 발뒤꿈치에 모여 있는 직장과 생식기능이 좋아진다. 평소에 걸어다닐 때도 발뒤꿈치(난소, 자궁)가 땅에 먼저 닿게 하여 자극을 주는 것이 건강에 좋다. 그 밖에 조깅할 때도 발뒤꿈치부터 바닥에 닿도록 착지하면 달릴 때 온몸의 충격을 완화해줄 뿐 아니라, 뒤꿈치의 생식기 반사구를 자극해 소변이 시원하게 나오고 호르몬 분비가 왕성해진다.

식사할 때 운동하기

앉아서 식사를 하면 등이 굽어 위장이 압박되므로 소화불량이 되기 쉽다. 반듯하게 등을 펴고 바른 자세로 식사를 해야 한다. 식사 후 발바닥이나 손바닥을 눌러주면 최고의 소화제가 된다. 식사 시간에 식탁에 앉아 발끝으로 바닥을 가볍게 두드려보자. 이때 발가락 끝이 골고루 바닥에 닿도록 신경을 써서 두드린다. 또 밥을 먹으면서 엄지, 둘째, 셋째발가락을 돌려보자. 이곳은 위장, 심장에 연결된 경락이 있으므로 소화가 잘되고 변비나 설사를 방지한다. 식사를 급하게 할수록 발목과 발가락을 돌리며 폈다 굽혔다 하는 운동을 하면 효과적이다. 발가락 전체를 굽혔다 폈다 하는 굴신운동은 발에 있는 6개의 경락 기능을 높여준다.

발바닥 자극 운동하기

발바닥 자극요법은 7,200여 개의 발바닥 신경을 활성화한다. 잠시 휴식을 취할 때 양 발의 발바닥을 바닥에 대고 비비거나, 발바닥끼리 서로 맞대어 열이 나게 비벼주는 방법도 있다. 그리고 발바닥을 맞댄 상태에서 다리를 오므려 발바닥을 손뼉 치듯 부딪쳐준다. 또 발바닥으로 둥근 병이나 방망이 등을 밟아 돌리거나 문지방을 밟아줘도 좋다. 이런 발바닥 운동은 밤 사이에 굳어진 발과 몸의 관절을 유연하게 해주고, 피의 흐름을 원활하게 하며 신경 반사작용으로 온몸의 기능을 활성화 해준다.

:: 하루의 피로를 풀어주는 족탕 · 족욕 요법

족탕 · 족욕

하루 종일 누적된 발의 피로를 푸는 데는 42℃ 정도의 뜨거운 물에 20분 정도 발을 담가 피로를 푸는 족탕법이 아주 효과적이다. 족욕은 발의 혈액순환을 도와주기 때문에 거친 발을 부드럽게 해주는 것은 물론, 감기나 몸살 등을 예방하고 천식이나 호흡 곤란에 매우 좋은 효과가 있는 것으로 알려졌다. 또한 손발이 찬 수족냉증이 있는 사람에게는 손발이 따뜻해지는 효과도 있고, 동상이 걸렸을 때 백반을 넣고 발을 담그면 치료가 되기도 한다. 뿐만 아니라 뇌세포의 긴장까지 풀어주기 때문에 잠자기 전에 족욕을 해주면 스트레스 해소나 불면증에 큰 도움을 준다.

아로마테라피 요법

아로마테라피 요법은 따뜻한 물에 천연 아로마를 한 두 방울 떨어뜨려 족욕을 하는 것이다. 아로마 향기가 정신을 맑게 해주고, 아로마를 탄 물에 발을 담그면 발은 물론 몸속까지 따뜻해지고 좁아졌던 혈관이 넓어지게 된다. 모세혈관이 넓어지면 손과 발의 끝에 정체되어 있던 혈류가 촉진되어 혈액순환이 좋아진다. 따라서 노폐물의 배출도 좋아져서 감기 예방 및 피로 회복은 물론 피부 미용에도 좋다.

머리부터 발끝까지 예뻐지는 토탈뷰티

독자분들께 드리는 예뻐지는 할인쿠폰!

※ 하나씩 절취해서 쓰세요.

NEW YORK NAIL Salon & Academy

PRICE 20% 할인

뉴욕 아카데미 등록 시 20%를 할인해드립니다.

(1인 1매 가능 / 유효기간 2006.8.30까지)

PRICE 20% 할인

발 관리 수강료 할인

발 관리 교육비 30만원 → 할인가 24만원
마사지 전체 교육비 80만원 → 할인가 54만원

(1인 1매 가능 / 유효기간 2006.8.30까지)

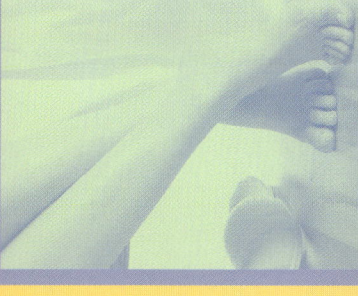

LEE CHUL HAIRKERKER

PRICE 10,000원

이철 헤어커커 전국 지점에서 시술 시 10,000원 할인혜택

(1인 1매 가능 / 유효기간 2006.8.30까지)

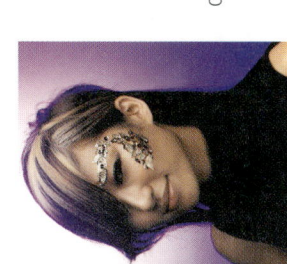

NEW YORK NAIL Salon & Academy

PRICE 3,000원

뉴욕 네일 in 발리의 모든 서비스를 3,000원 할인해드립니다.

(2인 1매 가능 / 유효기간 2006.8.30까지)

---

fitness yoga 피트니스요가

PRICE 20,000원

월 20회 12만 원을 -0만 원으로 할인

(1인 1매 가능 / 유효기간 2006.8.30까지)

몸의 휴식, 마음의 평화, 피트니스요가

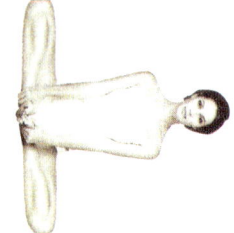

몸의 휴식, 마음의 평화, 피트니스요가

● 사용 가능 지점

연재센터 : 02-2057-2042
목동센터 : 02-2646-3721

잠실센터 : 02-422-3721
www.fnyoga.biz

종로센터 : 02-741-3721

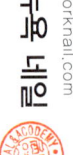

피트니스요가
Fitness yOga .biz

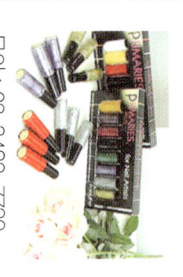

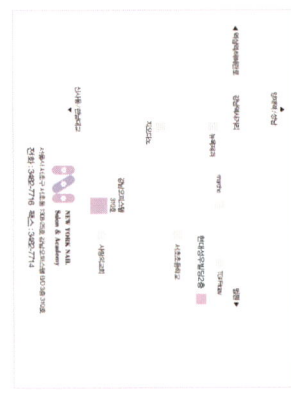

뉴욕 네일

문의 : 02-3482-7729
서울시 서초구 서초동 1316-15
현대성우 빌딩 2F
www.newyorknail.com

www.newyorknail.com

NEW YORK NAIL
Salon & Academy

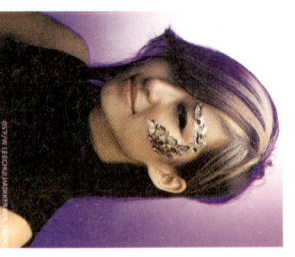

LEE CHUL.
HAIRKERKER

염색제품, 클리닉, 카드 제외입니다.
티 홀인 에벤과 중복은 사용 불가합니다.
챔담본점, 메리어트 호텔점 제외입니다.
문의 : 02-547-2326 www.hairkerker.com

미리뷰터 발끝까지 예뻐지는 토탈뷰티
독자분들께 드리는 예뻐지는 할인쿠폰!

※ 하나씩 절취해서 쓰세요.

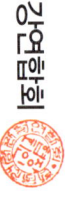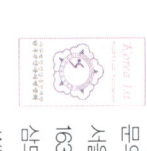

한국건강연합회

Kyeong Jea

문의 : 02-884-7576
서울시 관악구 신림본동
1638-32호
삼모스프렉스 빌딩 901호
www.밝.kr

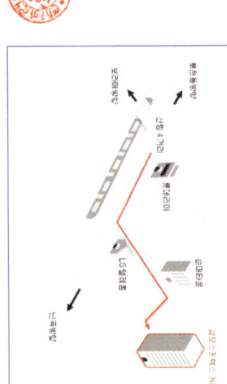

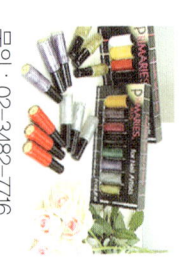

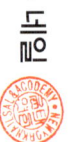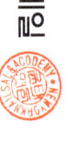

뉴욕 네일

문의 : 02-3482-7716
서울시 서초구 서초동 1308-25
경남오피스텔 빌딩 3층 310호

www.newyorknail.com

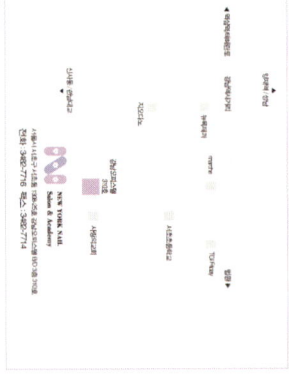

NEW YORK NAIL
Salon & Academy